胃炎の京都分類

監修
春間　賢

編集
加藤　元嗣
井上　和彦
村上　和成
鎌田　智有

日本メディカルセンター

■監　修

春間　　賢　川崎医科大学消化管内科学教授

■編　集

加藤　元嗣　北海道大学病院光学医療診療部診療教授・部長
井上　和彦　川崎医科大学総合臨床医学准教授
村上　和成　大分大学消化器内科学教授
鎌田　智有　川崎医科大学消化管内科学講師

■執筆者一覧（執筆順）

春間　　賢　川崎医科大学消化管内科学教授
鎌田　智有　川崎医科大学消化管内科学講師
村上　和成　大分大学消化器内科学教授
川村　昌司　仙台市立病院消化器内科医長
寺尾　秀一　加古川西市民病院副院長 兼 消化器内科統括部長
加藤　隆弘　朝日大学歯学部附属村上記念病院消化器内科教授
山地　　裕　東京大学消化器内科
平田　喜裕　東京大学消化器内科特任講師
伊藤　公訓　広島大学病院消化器・代謝内科診療准教授
北村　晋志　徳島大学大学院ヘルスバイオサイエンス研究部消化器内科学助教
八木　一芳　新潟県立吉田病院内科部長
井上　和彦　川崎医科大学総合臨床医学准教授
大和田　進　乾内科クリニック，イムス太田中央総合病院消化器・腫瘍センター長
乾　　正幸　乾内科クリニック副院長
蘇原　直人　しらかわ診療所副院長
乾　　純和　乾内科クリニック院長
河合　　隆　東京医科大学病院内視鏡センター教授
増山　仁徳　増山胃腸科クリニック院長
中島　滋美　地域医療機能推進機構滋賀病院総合診療科部長
安田　　貢　KKR 高松病院人間ドックセンター長
加藤　元嗣　北海道大学病院光学医療診療部診療教授・部長
間部　克裕　北海道大学大学院医学研究科がん予防内科特任講師
九嶋　亮治　滋賀医科大学医学部臨床検査医学講座教授

序　文

本書は，日常診療において胃炎を診断するうえで必要な所見を取り上げ呈示し，胃炎診断の日本での統一化をはかるものである．

胃炎の診断は剖検胃や切除胃を用いた病理組織学的検討に始まり，粘膜のびらんや炎症，過形成性変化，萎縮，腸上皮化生が胃炎の所見として評価されていた．その後，胃鏡や内視鏡の開発により胃粘膜を肉眼的に観察することが可能となり，組織像を間接的に診断するようになった．さらに，狙撃生検ができるようになり，内視鏡による面の観察に胃生検による病理組織像の評価が加わり，胃炎の診断と分類は大きく飛躍した．胃炎を診断する主たる目的は胃癌発生のリスクとなる胃粘膜を評価することであるが，内視鏡機器の進歩とともに詳細な胃粘膜の観察が可能となり軽微な胃粘膜変化も捉えられるようになり，内視鏡所見も数多く取り上げられるようになり，胃炎分類も複雑化していった．しかしながら，*Helicobacter pylori*（以下，*H. pylori*）の登場により，胃炎の成因が明らかとなり，世界共通の胃炎診断として作成されたのがSydney systemであり，その後，updated Sydney systemとして改訂された．この分類は*H. pylori*感染を考慮し，胃炎の局在性，病理組織学的グレード，さらに内視鏡所見と診断とカテゴリー別に評価するものであり，これまでにない画期的な分類となった．日本においては萎縮性胃炎の木村・竹本分類，胃炎研究会の分類などが実地診療で用いられてきたが，海外と対応するには共通の尺度であるupdated Sydney systemを用いざるをえない状況にある．しかしながら，日本では，これまでの胃炎分類の長く詳細な歴史的背景があり，さらに，萎縮性胃炎と胃癌の多発国であるため，胃癌のリスクを考えたうえでの胃炎診断が求められている．

私は，2013年5月10～12日の3日間，国立京都国際会館で第85回日本消化器内視鏡学会を主催し，胃炎診断に関する主題を二つ設けた．目的は，updated Sydney systemを基本として，より客観的に，より正確に，さらに組織所見を考慮し，日本の標準的な内視鏡診断学で*H. pylori*感染胃炎を診断する所見を明確化すること，さらに，胃癌のリスクとなる胃炎をスコア化することである．本書はその目的のため“胃炎の京都分類”と称し，主題に参加していただいた先生方，また，日頃より胃炎診断に従事している先生方にお願いし，胃炎を診断するうえで基本となる画像を呈示し，概説していただいた．完成に至るまでに繰り返し会議とインターネットでのやり取りを行い，意見の統一化をはかった．今後，この分類が実臨床で追試され，さらに国際評価を受け，アップグレードされることを企画したものとして期待する．

2014年8月

川崎医科大学消化管内科学教授
春間　賢

目　次

表紙・カバー写真提供：川崎医科大学消化管内科学

第1章
胃炎分類の歴史

第 1 章　胃炎分類の歴史

春間　賢

はじめに―胃炎分類の背景

胃炎は臨床経過から急性胃炎と慢性胃炎に分類されるが，一般に胃炎というと慢性胃炎を意味する．急性胃炎は急激な心窩部痛，吐き気，嘔吐，時に吐・下血で発症するもので，日常臨床では病歴と理学的所見から診断することが多い．上部消化管内視鏡検査で凝血塊の付着した多発性のびらんや浅い潰瘍を示すことが特徴的所見で，急性胃粘膜病変（acute gastric mucosal lesions；AGML）とも呼ばれる．一方，慢性胃炎は日本の日常診療では大きく分けて，次の三つの考え方で用いられてきた．第一は心窩部痛，胃もたれ，吐き気など上部消化器症状を訴える患者に診療上の病名として用いる場合で（症候性胃炎），第二は内視鏡やX線検査で形態的に異常を認めた場合に形態学的病名として（形態学的胃炎），第三は胃生検組織を採取することにより病理組織学的に診断する病理組織学的診断（組織学的胃炎）である．しかしながら，形態学的胃炎や組織学的胃炎は必ずしも自覚症状を起こすものでなく，また，組織学的胃炎の多くは *Helicobacter pylori*（以下 *H. pylori*）感染が原因であることが明らかになり，漫然として用いられてきた慢性胃炎の診断名は，本来の，病理組織学的に確診された場合に用いるようになってきた．一方，消化性潰瘍や胃癌など症状の原因となる器質的疾患を認めないが心窩部を中心とした消化器症状を訴えるものを機能性ディスペプシア（functional dyspepsia；FD）と診断し，日本でも保険診療上の病名として確立された．一方，内視鏡で診断する形態学的胃炎は，胃癌や消化性潰瘍の発生母地として，さらに，*H. pylori* が発見されると，*H. pylori* 感染を簡便にスクリーニングする方法として捉えられるようになった．

胃炎の診断を歴史的に見ると，剖検胃や切除胃の病理組織診断に始まり，その後，自覚症状や成因，臨床経過から，さらに胃鏡や内視鏡が開発されると，直接，胃粘膜を観察した所見から胃炎を診断し，さらに，胃生検組織が採取できるようになると病理組織学的に診断されるようになった．そのなかで，1920 年代から 1930 年代にかけて，Konjetzny の手術胃を用いた病理組織学的研究[2]と，Schindler による胃鏡による胃炎の診断と分類[1),6),9),28)]は（図1），その後の，

図1 Schindlerの分類

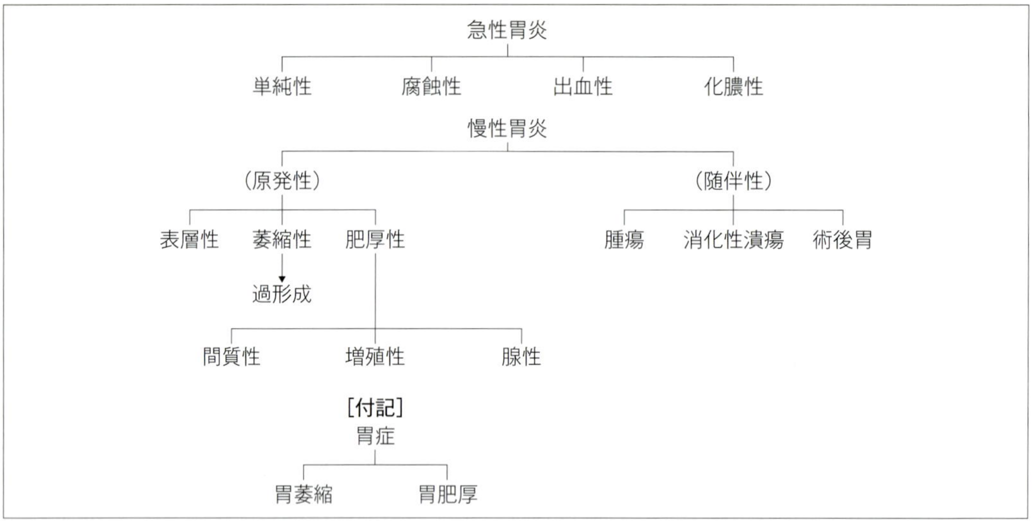

内視鏡による胃炎診断に大きく寄与している．その後，Schindlerの胃炎診断学は偉大な先人たちにより日本において詳細に追試・検討され[3)〜5)，7)〜19)，21)〜27)，29)〜31)，33)，34)，36)〜41)，43)，44)]，日本独自の診断学が加わり，その結果は継続して日常診療で反映されている[49)〜52)，59)，60)，63)〜65)，69)，71)，76)，83)〜85)]．Schindlerの時代から時を経て，欧米では胃癌の死亡率が著しく低下し，胃癌死亡率が高い国を除き，内視鏡による胃炎診断や分類はあまり行われなくなった．一方，日本は依然として胃癌の発生率の高い国であり，その発生母地となる胃炎研究はさらに盛んとなって今日に至っている．とくに，胃癌の早期診断のため，胃X線造影や内視鏡検査による画像診断が進み，胃癌と鑑別する所見として，また，胃癌の発生母地としての萎縮や腸上皮化生などの胃粘膜の変化が注目され，詳細にその所見が分類されてきた．現在，実地診療で用いられている木村・竹本分類[27)，31)]（図2）を用いた胃体部の萎縮性胃炎の診断も，それらの臨床研究から生まれた，日本オリジナルの優れた研究である．

1983年にWarrenとMarshallが*H. pylori*を発見し[45)]，*H. pylori*が組織学的胃炎の原因であることが明らかになり，胃炎の診断学に大きな変革をもたらした．すなわち，内視鏡所見で*H. pylori*感染の有無を診断することが重要となり，また，以前に増して，胃癌のハイリスク状態としての胃炎を診断することが求められるようになった．このような背景のもと，胃炎の成因，局在性，病理組織像，内視鏡所見をすべて加味し，世界共通の診断基準として1990年，シドニーで開催された第9回世界消化器病会議で，欧米6カ国の研究者のグループによりSydney systemが提案され[55)]，1996年にupdated Sydney systemとして改訂されている[68)]（図3）．このシステムは*H. pylori*感染の有無を考慮しており，

図2 木村・竹本分類（1969）

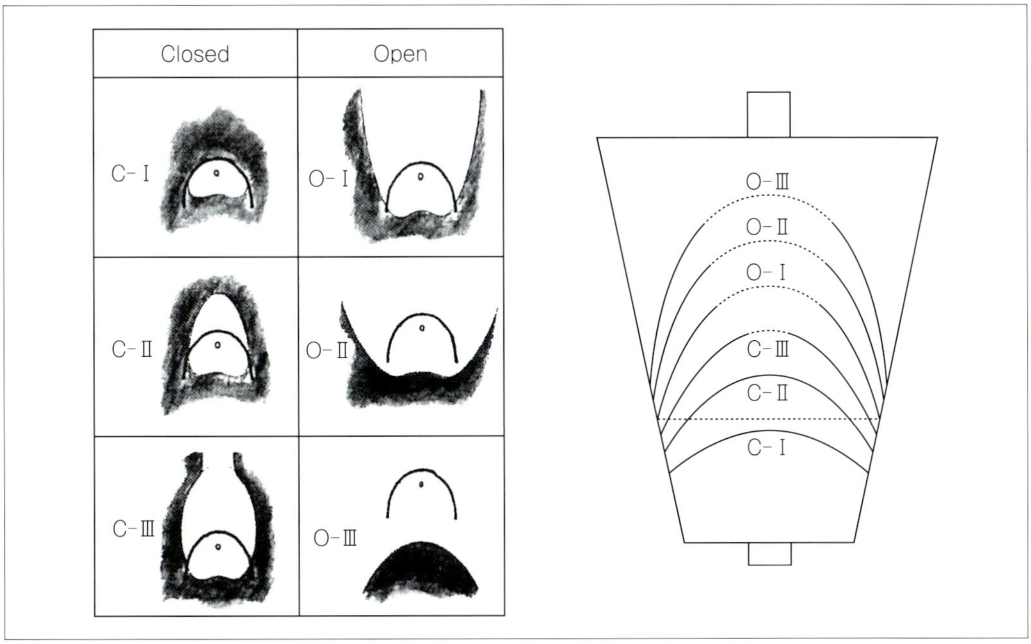

〔Kimura K, et al：Endoscopy 1969；1(3)：87-96[27] より引用〕

注：本書では萎縮の程度をC-1，C-2，C-3，O-1，O-2，O-3と表記しているが，ここでは原著を引用した．

内視鏡所見と内視鏡的胃炎を明確化し，さらに，病理組織所見を4段階にグレード分類したことから，日本の胃炎診断においてもこのシステムが用いられるようになった．しかしながら，Sydney systemに取り上げられている内視鏡所見のなかには客観的診断が難しいものもあり，日本でもっとも重要な萎縮性胃炎の進展度評価に用いられている木村・竹本分類[27]や，未分化型胃癌の高リスクである鳥肌胃炎[81]が診断名として取り上げられていないなどの問題点がある．そこで，2013年5月に京都で開催された第85回日本消化器内視鏡学会総会では，胃炎の内視鏡診断とその意義に関する二つの主題を取り上げ，これまで作成されてきた日本での胃炎の診断学とその分類を十分に考慮し，さらに，*H. pylori*感染診断と胃癌のリスク評価を柱として，客観的，簡便，かつ臨床的に意義のある胃炎の所見を明確化し，“胃炎の京都分類”として提案した．その後，総会で発表した演者と，さらに各分野で診療に従事している多くの内視鏡専門医をメンバーとして加え，繰り返す会議とインターネットでのやり取りで，“胃炎の京都分類”を完成させた．

本稿では，これまでの世界における胃炎診断と分類について概説し，京都分類に至った背景を概説する．なお，文献については，歴史的な流れを理解しやすいように，年代順に並べた．

図３ Sydney system による胃炎の分類

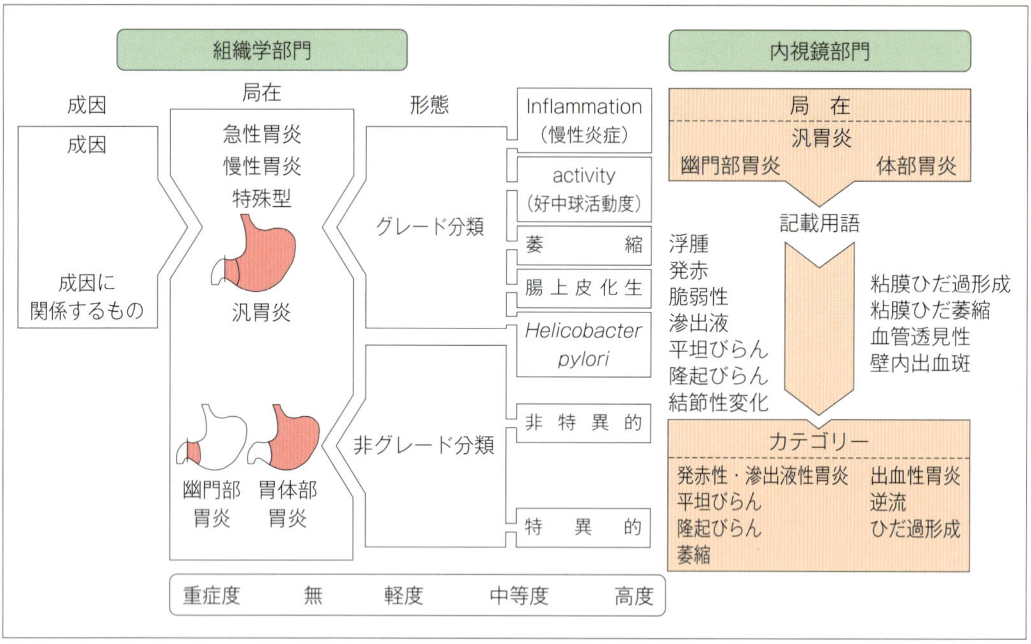

〔Misiewicz JJ：J Gastroenterol Hepatol 1991；6：207-208[57] より一部改変引用〕

1 胃炎分類の歴史

胃炎分類の歴史については，多くの偉大な先生方が古い資料をもとに詳細な検討をされ，論文あるいは著書として発表されている．入手できた文献をもとに私見を加えて胃炎分類の歴史を顧みる．

1）Schindler の分類とそれに基づいた分類

市岡の論文[21] によると，胃炎の存在はすでに 18 世紀から 19 世紀初頭にかけ解剖学的所見から明らかにされており，Schindler は 1922 年に初めて胃鏡を用いて胃粘膜を観察し，内視鏡的胃炎の存在を指摘した．その後，1932 年に Schindler は Wolf とともに挿入しやすい軟性胃鏡を作製し，次第に慢性胃炎の内視鏡像が明らかにされ[1, 9]，Konjetzny の手術胃を用いた病理組織学的研究[2] に修正を加え，1947 年に名著 “Gastritis” を出版した[9]．Schindler は慢性胃炎を原発性胃炎と胃癌や消化性潰瘍などに伴う随伴性胃炎に分け，原発性胃炎を chronic superficial gastritis（慢性表層性胃炎），chronic atrophic gastritis（慢性萎縮性胃炎），肥厚性胃炎（hypertrophic gastritis）の三つに分類している[6, 9]（図 1）．日本では，1936 年に田川は Schindler の論文をもとに，胃鏡検査で慢性胃炎を表層性胃炎，肥厚性胃炎，萎縮性胃炎の三型に分類し，さらに，びらん性胃炎という病名もすでに使用している[3]．

表1 田坂の分類（1956）

Ⅰ．原発性胃炎
1．表層性胃炎
2．萎縮性胃炎
a．萎縮性
b．表層性萎縮性
c．萎縮性過形成性
3．肥厚性胃炎
Ⅱ．随伴性胃炎

〔田坂定孝，他：綜合臨牀　1956；5：1-9[10] より引用〕

表2 﨑田の分類

1．表層性胃炎
2．肥厚性胃炎
1）増殖性肥厚性胃炎
2）間質性肥厚性胃炎
3）腺性肥厚性胃炎
3．萎縮性胃炎
1）萎縮性（単純性）胃炎
2）表層性萎縮性胃炎
3）萎縮性過形成性胃炎
4）萎縮性腸上皮化生性胃炎
5）萎縮性過形成性腸上皮化生性胃炎

〔﨑田隆夫：現代医療　1982；14：227[46] より引用〕

その後，1940年から1960年代にかけて，多くの先駆者たちが日本人の胃を観察し，日本独自の詳細な慢性胃炎の診断学を確立していったが基本となったのはSchindlerの胃鏡分類で，それをもとに田坂，﨑田，山形らの胃炎分類が作成された（表1〜3）．その間，表層性胃炎は存在するのか，過形成性胃炎の病理組織像はどのようなものであるか，慢性胃炎の臨床経過はどうなるのか，随伴性胃炎の病理組織像と胃酸分泌をはじめとした機能的変化はどのようになっているのか[46]，等々，多くの臨床研究が行われた．現在，細径化され，操作が容易で，詳細な観察ができる電子内視鏡で胃内を観察することは容易であるが，胃鏡や，当時の操作の難しいファイバースコープにより，詳細な分類を作成され，臨床研究を行った先人の方々の仕事には頭が下がる思いである．

2）木村・竹本分類

その後，直視下生検が可能なファイバースコープの開発により，胃炎，とくに萎縮性胃炎の診断は飛躍的に進歩し，竹本はファイバースコープの所見と胃生検組織を比較し，萎縮性胃炎の診断基準を確立した．その後，幽門腺と胃底腺の腺境界が胃角部小彎に現れることを明らかにし，1966年に内視鏡的萎縮移行帯（atrophic border）と定義した．後に，胃体部の萎縮性が進展すると移行帯が口側に拡がることを明らかにし，1969年に木村・竹本分類として発表した[27]（図2）．その後，木村・竹本分類は，簡便に胃体部萎縮性の進展度を内視鏡的に評価できることから，日本の胃炎診断と分類に欠かすことのできないものになった．しかしながら，著者はドイツ，英国，米国，ブラジル，チリ，インド，カンボジア，中国などで内視鏡検査に従事するか観察する機会を得たが，チリを除き，胃体部小彎に萎縮帯を認める症例はきわめてまれである．そのため，日本の胃炎診断学において40年を超える歴史があり，簡便かつ正確に萎縮性胃炎の程度を診

表3 山形の分類

胃内視鏡所見
1. 表層性（表在性）胃炎
a. 粘液の付着
灰白色粘液のび漫性または斑状に密着したもの
b. 斑状発赤
表在毛細血管の部分的拡張と収縮により生ずる境界不鮮明の粘膜発赤像
c. 浮　腫
粘膜の変色（蒼白），腫脹，光沢性の増加
2. 萎縮性胃炎
1）単純萎縮性変化
a. 粘膜の変色：灰色，灰緑色，灰黄色
b. 血管の透見
c. 明るい撮影像
2）表在性胃炎変化
上記表在所見およびびらんの併存するもの
3）過形成性変化
硬い疣状，結節状粘膜隆起像を呈し，粘膜の変色，血管透見像は不明瞭となる
4）腸上皮化生性変化
特有の斑状粘膜変色像
3. 肥厚性胃炎
粘膜表面の柔らかな隆起像

〔山形敞一，他：医事新報　1961；1916：5-16[15] より引用〕

断でき，かつ日常診療でごく普通に用いられている分類が，Sydney system では加味されていない．

3）胃炎研究会の分類

その後，胃炎研究会が発足し，1995年10月19日に行われた第10回胃炎研究会で胃炎の分類が提出された（**表4**）．この試案の基本的理念として，本分類策定の目的は従来から報告されている各種の胃炎分類を整理統括し，日常の内視鏡検査に有用な新しい分類を作成することにあり，その条件として，① 簡素であること，② 従来の分類の延長線上にあること：Schindler 分類，田坂・﨑田らの分類を根底におき，また佐野の臨床病理学的分類[44] をも包含するものであること，③ 病理組織学的所見に裏づけられた実践的な内視鏡的分類であること，④ 局在性，重症度，活動性などはグレード分類し病名に付記し，また，原因，自己免疫機序が強く疑われる場合はそれを明記するように努めること，⑤ Sydney system を念頭においた分類であること，が挙げられている．その後，この胃炎分類を用いて，組織学的胃炎との対比や *H. pylori* 感染の診断への有効性が相次いで確認されている．

表 4 胃炎研究会における胃炎分類（改正試案）（1995）

Ⅰ．基本型	
（1）表層性胃炎	superficial gastritis
（2）出血性胃炎	hemorrhagic gastritis
（3）びらん性胃炎	erosive gastritis
（4）萎縮性胃炎	atrophic gastritis
（5）疣状胃炎	verrucous gastritis
（6）化生性胃炎	metaplastic gastritis
（7）過形成性胃炎	hyperplastic gastritis
Ⅱ．混合型	
表層性萎縮性胃炎	superficial atrophic gastritis
萎縮性過形成性胃炎	atrophic hyperplastic gastritis
その他	
Ⅲ．特殊型	

〔第10回胃炎研究会：Ther Res　1995；16：37-41[67] より引用〕

4）*H. pylori* の発見と Sydney system

1983年，Warren と Marshall らにより胃炎患者の胃粘膜から *H. pylori* が発見され[45]，胃炎に対する考え方が大きく変わった．すなわち，胃炎の原因としては単純な外的要因はむしろ少なく，胃粘膜に誘導されてくる白血球や単核球などの炎症細胞により生じたサイトカインや化学物質による粘膜障害が重要と考えられるようになった．このような流れのなかで胃炎分類の統一を目的として，1990年ヨーロッパの消化器病学者，病理学者が中心となって Sydney system が提唱された[55, 68]．成因，局在性，病理組織像，内視鏡所見をすべて加味し，世界共通の診断基準を作ったのが Sydney system（図3）である．この分類では，成因として *H. pylori* 感染を重視し，胃炎の局在性として幽門部胃炎，胃体部胃炎，汎胃炎に分類し，さらに，病理組織所見を慢性炎症，好中球活動度，萎縮，腸上皮化生，*H. pylori* の菌量を程度により無，軽度，中等度，高度とする grading system を取り入れている．内視鏡所見としては浮腫，発赤，脆弱性，滲出液，びらんなど11項目が挙げられているが，脆弱性，滲出液など客観的評価が困難な所見や内視鏡所見と病理所見が混在している点，また，内視鏡所見としては結節性変化があるが，所見に対応する内視鏡分類がないなどの問題点もある．

H. pylori 感染を示唆する所見として，びまん性発赤，点状発赤，浮腫，粘液の付着などの所見があるが，1920年代に胃鏡による胃炎診断学を確立した Schindler は，すでにそれらの所見を表層性胃炎として分

類している．Schindlerは表層性胃炎の所見として，“red patches, layers of adherent, glary, grayish mucus”と表現しており，原著に提示されている幽門腺領域の組織所見は炎症細胞浸潤が粘膜上半分の腺窩上皮領域に限局して存在し，まさに表層性胃炎である．また，表層性胃炎を経過観察すると半数は正常に復し，半数は萎縮に進むと述べているが，*H. pylori*の急性感染は*H. pylori*が自然に消失し寛解するものと，持続感染し萎縮に進むものとがあり，まさにその経過を示しているように思われる．胃体部で萎縮が進展し，粘着な粘液が付着している所見は，誰が見ても粘液の付着所見として理解できるが，Sydney systemの原著に掲載されている，前庭部に認められる粘液所見は，一般に内視鏡検査前に粘液処理を行う場合にはなかなか診断し難い所見である．

びらん性胃炎の病名は1954年に発表されたGutzeit-Teitgeの分類，あるいはBollerの分類に登場する．また，佐田の論文によると，Palmerがびらん性胃炎をacute erosionとchronic erosionに分類し，後にWalkが内視鏡所見からびらん周囲の非常にわずかな隆起，またはまったく隆起のないもの（punctiform）と，周辺粘膜が明らかに隆起したもの（varioliform）に分類した[36]．その後，びらん性胃炎については内視鏡所見や切除胃を用いた多くの研究が日本で行われているが，*H. pylori*発見後は，前庭部に認められる隆起型びらん性胃炎は，*H. pylori*感染陰性のことが多い所見として捉えられている．一方，びまん性発赤は，*H. pylori*感染胃炎の特異的所見としてよく知られており，日常診療で行う内視鏡検査では，木村・竹本分類による胃体部萎縮所見，RAC，胃体部のひだの変化とともに注目する所見である．浮腫については，updated Sydney systemにも登場するが，*H. pylori*感染胃炎の特異的所見の一つである．また，びまん性発赤所見は肝硬変などの門脈圧亢進症に出現する所見としても指摘されており[47), 53), 65]，明確な画像診断が求められるところである．

5）病理組織学的な胃炎の分類

胃炎の診断と分類は，もともとは剖検胃や切除胃を用いた病理組織学的検討に始まる．その後，胃生検組織の採取が可能となり，さらに，直視下の生検が容易となり，胃生検組織を用いた胃炎分類に発展した[20), 31), 32), 48]．1972年，Whiteheadらは胃炎を病理組織学的に分類するにあたり，幽門腺粘膜と胃底腺粘膜を明記し，胃炎の程度，腸上皮化生の有無と程度，好中球浸潤の程度を記述することを提唱した[32]．この分類はSchindlerの臨床分類と同様，病理組織学的分類として，多くの病理医に広く用いられている．Whiteheadの分類では，炎症細胞浸潤が粘膜の表層に近い部位にみられるものを表層性胃炎とし，萎縮の有無は問われていないが，その後，胃固有腺の萎縮に重点をおき，炎症細胞浸潤を呈するが萎縮のない場合を表層性胃炎としている分類もある．このように，同じ表層性胃炎といっても分類により意味が異なる．日本では，吉井，佐野ら病理医

図4 平福の分類（1967）

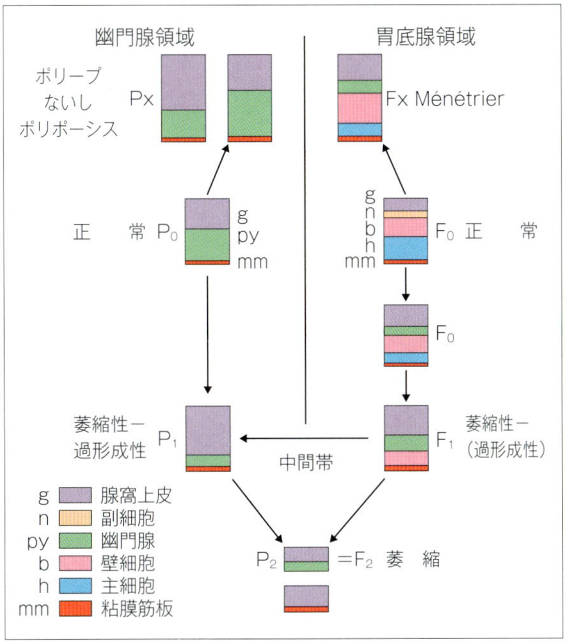

〔平福一郎：胃と腸 1967；2：1257-1264[26] より引用〕

表5 Strickland & Mackay による慢性胃炎の分類（1973）

	A 型胃炎	B 型胃炎
萎縮領域	噴門部・体部主体（胃底腺領域）	幽門部主体（幽門腺領域）
前庭部炎症	±	＋＋＋
酸分泌	↓↓↓	↓
抗壁細胞抗体	＋＋＋	－
抗内因子抗体	＋	－
胃体部胃炎	＋＋＋	＋
血清ガストリン値	↑	正常
悪性貧血	合併あり	合併なし

〔Strickland RG and Mackay IR：Am J Dig Dis 1973；18：426-440[35] より引用改変〕

の胃炎に関する有名な著書があり[43), 44)]，平福の組織分類は簡便で用いやすく[26]（図4），著者も過去の研究で用いた[42), 56), 58), 61), 66), 70), 72)～75), 77)]．現在では，updated Sydney system のグレード分類が炎症，萎縮，腸上皮化生の項目に分けられ広く用いられている．また，最近では，Sydney system を用いた胃癌の組織学的リスク分類を Rugge らは作成している[78), 79), 82)]．

6）自己免疫性胃炎の分類

一方，欧米，とくにスカンジナビア地方で多い自己免疫性胃炎について，形態だけでなく，胃酸分泌や血中ガストリンなど，機能面を考慮して作成されたのが Strickland & Mackay の分類である[35]（表5）．彼らは，慢性胃炎を自己免疫という発生要因と炎症の局所解剖的な部位に着目し，A 型胃炎，B 型胃炎に分類した．A 型胃炎は，萎縮性変化の主体が胃底腺領域で，高ガストリン血症，抗壁細胞抗体陽性を特徴としその発症には自己の壁細胞に対する抗体が作成される自己免疫機序が考えられている．典型的には，悪性貧血の胃に観察され，カルチノイド腫瘍や胃癌の合併もよく知られている．B 型胃炎は，通常の萎縮性胃炎で萎縮性変化の主体は幽門腺領域で，抗壁細胞抗体は陰性であり，低酸を呈するとした．その後，B 型胃炎では，胃体部には萎縮性変化をきたさない，欧米に多い胃炎型で，日常診療では前庭部胃炎と呼ばれるようになり，むしろ高酸を呈する胃炎に用いられるようになった．

表 6　おもな胃炎分類に関する年表

1930年代	Schindler による胃炎分類	Bull N Y Acad Med　1939；15：322-337[6)]
1936	田川による慢性胃炎の分類	日本消化機病学会雑誌　1936；35：243-296[3)]
1956	田坂による胃炎分類	綜合臨牀　1956；5：1-9[10)]
1963	山形による胃炎分類	医事新報　1961；1916：5-16[15)]
1967	平福による胃炎の組織分類	胃と腸　1967；2：1257-1264[26)]
1969	木村・竹本分類	Endoscopy　1969；1(3)：87-97[27)]
1973	Strickland らによる慢性胃炎の分類	Am J Dig Dis　1973；18：426-440[35)]
1990	Sydney system による胃炎分類	J Gastroenterol Hepatol　1991；6：223-234[55)]
1995	胃炎研究会による胃炎分類	Ther Res　1995；16：37-41[67)]
1996	updated Sydney system による胃炎分類	Am J Surg Pathol　1996；20：1161-1181[68)]
2014	胃炎の京都分類	本書

2 京都分類の目的

現在，内視鏡による胃炎診断は *H. pylori* 感染の有無を内視鏡所見から診断することと，胃癌の発生リスクを評価し，その後の対応を明らかにすることにある．Schindler の胃鏡による胃炎診断学の確立以来，国内外で多くの研究が行われ，新たな内視鏡所見も取り上げられてきたが，誰もが理解できる所見であるか，客観性はあるかなど，問題点も残されている．*H. pylori* 発見以前から胃炎の研究に取り組んできた著明な先生方が，*H. pylori* 発見後の胃炎の診断と分類について問題点を記載した論文も散見される[54), 57), 62), 79), 80)]．そこで，これまでの国内外の胃炎分類を考慮し，さらに，客観的に胃炎の所見を診断できる形態学的スケールに相当する画像テキストが必要と考えられる．第 85 回日本消化器内視鏡学会で胃炎に関する主題を二つ取り上げ，その後，司会者，演者，さらに内視鏡検査に従事している各方面の先生方に参加いただき，カンファレンスを繰り返し，さらにインターネット上のやり取りを行い，取り上げるべき所見と，その内視鏡像，いかにすれば胃癌のリスク評価ができるかを検討した．“胃炎の京都分類”として結実したその内容については，作成に関わった先生方が本書で執筆してくれている．

目的としたことは，これまでに確立されてきた胃炎診断と分類を踏まえたうえで，客観的かつ簡便に診断できる胃炎所見を取り上げ，その典型像を呈示し，かつ，胃癌のリスクを評価することである．さらに，以前は考えられなかった，*H. pylori* 除菌後の胃粘膜変化が登場してきた[77), 84)]．また，プロトンポンプ阻害薬や抗血小板薬，抗凝固薬などの薬剤による胃粘膜変化，さらには，腎不全など基礎疾患による胃粘膜変化なども増加してきている．このような，新たな胃粘膜変化も取り上げていく必要性が出てきており，本書では一部取り上げている．

おわりに

国内外の胃炎診断と分類の歴史を概説した（表6）．Schindlerの胃炎診断学は現在においても胃炎分類の基本であり，また，胃体部の萎縮性胃炎を分類した木村・竹本分類は卓越したものである．歴史とともに胃炎を診断する目的も変わってきているが，根本にあるものは胃癌の発生リスクとなる胃粘膜を診断することである．*H. pylori*が胃癌や消化性潰瘍の原因であることが明らかになってからは，どちらかと言えば，胃炎を診断することよりも*H. pylori*を診断することに目が向けられている．しかしながら，*H. pylori*感染率の低下，*H. pylori*の除菌，食生活をはじめとした社会環境の変化など，胃粘膜は今後も変化し続ける．ここに作成した京都分類が，胃炎の専門家だけでなく実地医家の先生方にも読まれ，実地臨床に役立つものになることを期待する．

文　献

1) Schindler R：Die diagnostische Bedeutung der Gastroskopie. Mun Med Wochenschr 1922；69：535-537
2) Konjetzny GE：Entzündungen des Magens. Henke-Lubarsch Handbuch der speziellen pathologischen Anatomie und Histologie (4th Ed). 1928, Springer-Verlag, Berlin
3) 田川重三郎：慢性胃炎．日本消化機病学会雑誌　1936；35：243-296
4) 岡田清三郎：慢性胃炎に就いて（1）．消化器病學　1937；2：1-12
5) 岡田清三郎：慢性胃炎に就いて（2）．消化器病學　1937；2：187-209
6) Schindler R：Chronic gastritis. Bull N Y Acad Med　1939；15：322-337
7) 冲中重雄，近藤台五郎，岸本克巳：胃及ビ十二指腸潰瘍患者ニ認メラル，胃炎ニ就テ．日本消化機病学会雑誌　1941；40：241-243
8) 冲中重雄，近藤台五郎，岸本克巳：胃炎ノ胃鏡的研究．第二報 胃潰瘍患者ニ見ラル，胃炎．日本消化機病学会雑誌　1943；42：301-303
9) Schindler R：Gastritis. 1947, Grue & Stratton, New York
10) 田坂定孝，高橋忠雄，﨑田隆夫，他：ガストロカメラによる胃疾患の研究，第一報 慢性胃炎について．綜合臨床　1956；5：1-9
11) 内海　胖：慢性胃炎に関する研究―ガストロカメラを中心とした臨床的研究―．日本消化機病學會雑誌　1958；55：103-131
12) 春日井達造：ガストロカメラによる胃疾患に関する研究．日本消化機病學會雑誌　1959；56：637-661
13) 丹羽寛文：慢性胃炎に関する研究―ガストロ・カメラを中心とした経過観察的研究―．日本胃カメラ学会機関誌　1959；1：9-29
14) 山形敞一：内視鏡診断法に関する研究．日本消化機病學會雑誌　1961；58：645-654
15) 山形敞一，増田久之：胃炎の診断．医事新報　1961；1916：5-16
16) 第3回日本内視鏡学会総会記事 シンポジウム「胃炎」．日本内視鏡学会誌　1961-1962；3：183-240
17) 吉谷和男：胃炎に関する研究．日本内視鏡学会誌　1961-1962；3：260-288

18) 竹本忠良，水野美淳：慢性胃炎の胃鏡診断と胃生検．日本内視鏡学会誌　1962-1963；4：310-320
19) 永井正見：胃カメラによる慢性胃炎診断に関する研究―特に粘膜顆粒像について―．日本内視鏡学会誌　1962-1963；4：253-269
20) Siurala M and Vuorinen Y：Follow-up studies of patients with superficial gastritis and patients with a normal gastric mucosa. Acta Med Scand　1963；173：45-52
21) 市岡四象：慢性胃炎の内視鏡学的知見補遺．日消誌　1964；61：785-809
22) 白石彭三：慢性胃炎の経過に関する臨床的研究―胃カメラ並びに胃生検所見を中心として―．日本内視鏡学会誌　1964-1965；6：230-246
23) 豊田　成：萎縮性胃炎の胃カメラ像に関する研究．日本内視鏡学会誌　1965；7：296-317
24) 梅田典嗣：慢性胃炎の研究―萎縮性胃炎を中心とした臨床的ならびに実験的研究―．日消誌　1965；62：985-1003
25) 武藤文夫：慢性胃炎の内視鏡診断に関する研究―特に胃生検による検討と長期経過観察症例を中心として―．日本内視鏡学会誌　1967；9：372-394
26) 平福一郎：慢性胃炎の病理組織像―臨床面との関連を重視して．胃と腸　1967；2：1257-1264
27) Kimura K and Takemoto T：An endoscopic recognition of the atrophic border and its significance in chronic gastritis. Endoscopy　1969；1(3)：87-96
28) 大島　博：シンドラー先生の思い出と歩まれた道．日本内視鏡学会誌　1969；11：287-295
29) 古谷健二：潰瘍切除より観察したびらん性胃炎（Gastritis erosiva）の臨床的並びに病理組織学的知見補遺．日消誌　1970；67：1115-1126
30) 有賀睦三 編：臨床内科全書第4巻 消化管疾患．1970，金原出版，東京
31) Kimura K：Chronological transition of the fundic-pyloric border determined by stepwise biopsy of the lesser and greater curvatures of the stomach. Gastroenterology　1972；63：584-592
32) Whitehead R, Truelove SC and Gear MW：The histological diagnosis of chronic gastritis in fibreoptic gastroscope biopsy specimens. J Clin Pathol　1972；25：1-11
33) 高瀬靖広：慢性胃炎の内視鏡ならびに生検組織学的研究（第1報）―萎縮性胃炎―．日消誌　1973；70：99-106
34) 高瀬靖広：慢性胃炎の内視鏡ならびに生検組織学的研究（第2報）―導光式ファイバーガストロスコープによる萎縮性胃炎の内視鏡的判定基準の再検討―．日消誌　1973；70：107-116
35) Strickland RG and Mackay IR：A reappraisal of the nature and significance of chronic atrophic gastritis. Am J Dig Dis　1973；18：426-440
36) 佐田　博：いわゆるタコイボ型びらん性胃炎の研究．Gastroenterol Endosc　1974；16：365-385
37) 多賀須幸男，乾　純和：疣状胃炎 Gastritis Verrucosa 100例の解析と経過追求成績．Gastroenterol Endosc　1974；16：763-776
38) 横山　泉：腸上皮化生の内視鏡診断に関する臨床的研究．Gastroenterol Endosc　1975；17：65-75
39) 竹本忠良 編集責任，竹添和英，木村　健 編集幹事：消化管内視鏡診断学大系第3巻 胃(1) 正常胃・胃炎・びらん．1976，医学書院，東京
40) 妹尾武彦：胃びらんに関する臨床的ならびに内視鏡的研究．Gastroenterol Endosc　1979；21：312-328
41) 山村雄一 監，細田四郎，市岡四象：消化管・編集委員：図説臨床内科講座―第17巻　消化管［2-A］．1981，メジカルビュー社，東京

42) 春間　賢：胃ポリープにおける萎縮性胃炎の特徴に関する臨床的研究．広島大学医学雑誌　1981；30：399-418
43) 吉井隆博：胃の病理—特に組織像の読み方．1973，医学図書出版，東京
44) 佐野量造：胃疾患の臨床病理．1974，医学書院，東京
45) Warren JR and Marshall B：Unidentified curved bacilli on gastric epithelium in active chronic gastritis. Lancet　1983；1（8336）：1273-1275
46) 福島泰治，津丸周三，平田　研，他：十二指腸潰瘍における前庭部粘膜内ソマトスタチンの低下について．日消誌　1983；80：1105-1110
47) McCormack TT, Sims J, Eyre-Brook I, et al：Gastric lesions in portal hypertension: inflammatory gastritis or congestive gastropathy? Gut　1985；26：1226-1232
48) Ihamäki T, Kekki M, Sipponen P, et al：The sequelae and course of chronic gastritis during a 30- to 34-year bioptic follow-up study. Scand J Gastroenterol　1985；20：485-491
49) 竹本忠良：慢性胃炎．日内会誌　1985；74：867-879
50) 加藤善久，久我治子，原田　尚：胃発赤線条の臨床的検討．Gastroenterol Endosc　1985；27：362-369
51) 﨑田隆夫："慢性胃炎"雑感．Gastroenterol Endosc　1986；28：172-181
52) 竹本忠良，嶋田正勝：慢性胃炎の定義と分類．臨牀消化器内科　1987；2：7-19
53) Corbishley CM, Saverymuttu SH and Maxwell JD：Use of endoscopic biopsy for diagnosing congestive gastropathy. J Clin Pathol　1988；41：1187-1190
54) Correa P：Chronic gastritis：a clinico-pathological classification. Am J Gastroenterol　1988；83：504-509
55) Tytgat GN：The Sydney System：endoscopic division. Endoscopic appearances in gastritis/duodenitis. J Gastroenterol Hepatol　1991；6：223-234
56) Haruma K, Sumii K, Yoshihara M, et al：Gastric mucosa in female patients with fundic glandular polyps. J Clin Gastroenterol　1991；13：565-569
57) Misiewicz JJ：The Sydney System：a new classification of gastritis. J Gastroenterol Hepatol　1991；6：207-208
58) Haruma K, Okamato S, Sumii K, et al：Helicobacter pylori infection and gastroduodenal disease：a comparison of endoscopic findings, histology, and urease test data. Hiroshima J Med Sci　1992；41：65-70
59) 斎藤洋子，斎藤　澄，中原　朗，他：内視鏡下に観察される発赤と表層性胃炎に関する病理組織学的検討．Gastroenterol Endosc　1992；34：39-47
60) 井村裕夫，尾形悦郎，高久史麿，他 編：最新内科学大系第41巻 胃炎．1993，中山書店，東京
61) Haruma K, Yoshihara M, Sumii K, et al：Gastric acid secretion, serum pepsinogen I, and serum gastrin in Japanese with gastric hyperplastic polyps or polypoid-type early gastric carcinoma. Scand J Gastroenterol　1993；28：633-637
62) Whitehead R：The classification of chronic gastritis：current status. J Clin Gastroenterol　1995；21（Suppl 1）：S131-S134
63) 加藤元嗣，西川恵子，片桐雅樹，他：胃炎の分類．G. I. Research　1995；3：349-356
64) Kato M, Asaka M, Kudoh M, et al：Evaluation of endoscopic characteristics in a new gastritis classification system. Dig Endosc　1995；7：363-371
65) 丸山俊朗：門脈圧亢進症に伴う胃粘膜病変の検討．日消誌　1995；92：1121-1132
66) Haruma K, Komoto K, Kawaguchi H, et al：Pernicious anemia and Helicobacter pylori infection in Japan：evaluation in a country with a high prevalence of infection. Am J Gastroenterol　1995；90：1107-1110

67) 第 10 回胃炎研究会：胃炎の分類—胃炎研究会改正試案．Ther Res　1995；16(10)：37-41
68) Dixon MF, Genta RM, Yardley JH, et al：Classification and grading of gastritis. The updated Sydney system. International Workshop on the Histopathology of Gastritis, Houston 1994. Am J Surg Pathol　1996；20：1161-1181
69) 福地創太郎 編：胃炎研究の論点．1996，国際医書出版，東京
70) Kawaguchi H, Haruma K, Komoto K, et al：Helicobacter pylori infection is the major risk factor for atrophic gastritis. Am J Gastroenterol　1996；91：959-962
71) 下田忠和，中西幸浩，吉野孝之：慢性胃炎の組織分類—その歴史的変遷．胃と腸　1998；33：1073-1078
72) Komoto K, Haruma K, Kamada T, et al：Helicobacter pylori infection and gastric neoplasia：correlations with histological gastritis and tumor histology. Am J Gastroenterol　1998；93：1271-1276
73) Mihara M, Haruma K, Kamada T, et al：The role of endoscopic findings for the diagonosis of Helicobacter pylori infection：evaluation in a country with high prevalence of atrophic gastritis. Helicobacter　1999；4：40-48
74) Haruma K, Mihara M, Okamoto E, et al：Eradication of Helicobacter pylori increases gastric acidity in patients with atrophic gastritis of the corpus-evaluation of 24-h pH monitoring. Aliment Pharmacol Ther　1999；13：155-162
75) Haruma K, Kamada T, Kawaguchi H, et al：Effect of age and Helicobacter pylori infection on gastric acid secretion. J Gastroenterol Hepatol　2000；15：277-283
76) Kaminishi M, Yamaguchi H, Nomura S, et al：Endoscopic classification of chronic gastritis based on a pilot study by the research society for gastritis. Dig Endosc　2002；14：138-151
77) Ito M, Haruma K, Kamada T, et al：*Helicobacter pylori* eradication therapy improves atrophic gastritis and intestinal metaplasia：a 5-year prospective study of patients with atrophic gastritis. Aliment Pharmacol Ther　2002；16：1449-1456
78) Rugge M and Genta RM；OLGA-Group：Staging gastritis：an international proposal. Gastroenterology　2005；129：1807-1808
79) Rugge M and Genta RM：Staging and grading of chronic gastritis. Hum Pathol　2005；36：228-233
80) Sipponen P：Chronic gastritis in former times and now. Helicobacter　2007；12 (Suppl 2)：16-21
81) Kamada T, Tanaka A, Yamanaka Y, et al：Nodular gastritis with *Helicobacter pylori* infection is strongly associated with diffuse-type gastric cancer in young patients. Dig Endosc　2007；19：180-184
82) Tanaka A, Kamada T, Inoue K, et al：Histological evaluation of patients with gastritis at high risk of developing gastric cancer using a conventional index. Pathol Res Pract　2011；207：354-358
83) Nomura S, Terao S, Adachi K, et al：Endoscopic diagnosis of gastric mucosal activity and inflammation. Dig Endosc　2013；25：136-146
84) Kato M, Terao S, Adachi K, et al：Changes in endoscopic findings of gastritis after cure of H. pylori infection：multicenter prospective trial. Dig Endosc　2013；25：264-273
85) Nomura S, Ida K, Terao S, et al：Endoscopic diagnosis of gastric mucosal atrophy：multicenter prospective study. Dig Endosc　2014 [Epub ahead of print]

第 2 章

胃炎の内視鏡所見

第２章　胃炎の内視鏡所見

1. 総　論

鎌田　智有

慢性胃炎の本体は*Helicobacter pylori*（*H. pylori*）感染に伴う炎症と萎縮性変化であり，これを背景に胃癌，消化性潰瘍，胃MALTリンパ腫，腺窩上皮過形成性ポリープなどの胃内疾患や，免疫性血小板減少性紫斑病，鉄欠乏性貧血，慢性蕁麻疹などの胃外疾患が発生する．胃炎の治療とこれらの疾病予防，とくに胃癌予防のため，2013年2月21日，その基盤となる「ヘリコバクター・ピロリ感染胃炎」に対する除菌治療が保険収載された．

ヒトに*H. pylori*が感染すると急性炎症と慢性炎症が混在した慢性活動性胃炎と呼ばれる慢性胃炎状態をきたす．この組織学的な胃粘膜の慢性炎症状態を「ヘリコバクター・ピロリ感染胃炎」と呼称し，その診断には上部消化管内視鏡検査を施行することが必須となる．これは本邦での診療現場にて頻繁に使用される「慢性胃炎」から独立した疾患概念であり，*H. pylori*の除菌治療が優先される疾患である．

胃炎の内視鏡所見を上部消化管内視鏡検査にて診断するには*H. pylori*感染を以下の三つのフェーズで考えると理解しやすいと考えられる．これらを示した「胃炎の京都分類」を表1に提示する．

1　*H. pylori* 未感染胃粘膜（*H. pylori*-uninfected gastric mucosa）＝正常胃

これまでに*H. pylori*に感染していない胃粘膜であり，萎縮・好中球浸潤・腸上皮化生など組織学的胃炎のない状態である．内視鏡では，粘膜上皮下に存在する集合細静脈が規則正しく配列する微小な発赤点，すなわちRAC（regular arrangement of collecting venules）が胃体下部～胃角部小彎に観察できる[1)]．また，胃粘膜は全体的に滑らかで光沢があり，胃内の粘液は粘稠度が非常に少なく，胃体部大彎の皺襞は細く真直ぐ走る．その他，胃内の付随所見として胃底腺ポリープ，ヘマチン付着，前庭部および胃体部の稜線状発赤が認められることがある．

表1 胃炎の京都分類

局 在	内視鏡所見名	英語表記	*H. pylori* 感 染	*H. pylori* 未感染	*H. pylori* 除菌後
胃粘膜全体	萎縮	atrophy	○	×	○～×
	びまん性発赤	diffuse redness	○	×	×
	腺窩上皮過形成性ポリープ	foveolar-hyperplastic polyp	○	×	○～×
	地図状発赤	map-like redness	×	×	○
	黄色腫	xanthoma	○	×	○
	ヘマチン	hematin	△	○	○
	稜線状発赤	red streak	△	○	○
	腸上皮化生	intestinal metaplasia	○	×	○～△
	粘膜腫脹	mucosal swelling	○	×	×
	斑状発赤	patchy redness	○	○	○
	陥凹型びらん	depressive erosion	○	○	○
胃体部	皺襞腫大，蛇行	enlarged fold, tortuous fold	○	×	×
	白濁粘液	sticky mucus	○	×	×
胃体部～穹窿部	胃底腺ポリープ	fundic gland polyp	×	○	○
	点状発赤	spotty redness	○	×	△～×
	多発性白色扁平隆起	multiple white and flat elevated lesions	△	○	○
胃体下部小彎～胃角小彎	RAC	regular arrangement of collecting venules	×	○	×～△
胃前庭部	鳥肌	nodularity	○	×	△～×
	隆起型びらん	raised erosion	△	○	○

○：観察されることが多い，×：観察されない，△：観察されることがある
※内視鏡所見の局在等については表2も参照．

2 *H. pylori* 現感染胃粘膜（*H. pylori*-infected gastric mucosa）＝慢性活動性胃炎[2)]

H. pylori 現感染胃粘膜では単核細胞浸潤とともに好中球浸潤が認められ，さらに慢性変化による固有胃腺の萎縮や腸上皮化生を認める．内視鏡では，胃体部～穹窿部の点状発赤・びまん性発赤，それに伴うRACの消失，萎縮（血管透見像・褪色調粘膜），皺襞の異常（腫大，蛇行・消失），粘膜腫脹，腸上皮化生，腺窩上皮過形成性ポリープ，黄色腫，鳥肌（結節性変化），粘稠な白濁粘液などの所見が観察される．とくに，萎縮性胃炎，化生性胃炎（腸上皮化生），皺襞腫

表2 内視鏡所見の局在

内視鏡所見名	本書の掲載ページ	局 在					
		穹窿部	胃体上部	胃体中部	胃体下部	胃角部	胃前庭部
萎縮	p.30～32						
びまん性発赤	p.38～42						
腺窩上皮過形成性ポリープ	p.57～59						
地図状発赤	p.88～90						
黄色腫	p.60～62						
ヘマチン	p.77～78						
稜線状発赤	p.71～74						
腸上皮化生	p.33～37						
粘膜腫脹	p.46～48						
斑状発赤	p.83～87						
陥凹型びらん	p.63～65						
皺襞腫大，蛇行	p.49～51						
白濁粘液	—						
胃底腺ポリープ	p.68～70						
点状発赤	p.43～45						
多発性白色扁平隆起	p.91～93						
RAC	p.66～67				(小彎)	(小彎)	
鳥肌	p.52～56						
隆起型びらん	p.75～76						

大型胃炎，鳥肌胃炎は胃癌のリスク群としてその診断意義は非常に重要であり，正確な内視鏡診断が要求される．

1）萎縮性胃炎，化生性胃炎

古くから日本独自の胃炎分類として，胃体部の萎縮性胃炎の拡がりを内視鏡所見から分類する木村・竹本分類[3]（p.11，図2）があり，胃癌のリスク，胃酸分泌の状態を評価するうえで現在もなお重要な胃炎分類として定着している．萎縮性胃炎は胃粘膜の菲薄化に伴い，胃体部小彎の皺襞が消失し，網目状樹枝状の血管透見を伴う褪色調の粘膜所見から内視鏡的萎縮境界（endoscopic atrophic border）が確認できる．インジゴカルミン・コントラスト法，Narrow Band Imaging（NBI）や自家蛍光内視鏡（autofluorescence imaging；AFI）[4] などの画像強調観察もその診断に有用である．

化生性胃炎とは胃粘膜の萎縮性変化が進展し，腸上皮化生を伴う状態を指す．このような環境になると *H. pylori* 自体が生息することができず，菌が検出できないことがある．内視鏡的には萎縮した胃粘膜を背景に，大小不同で白色調の平坦・扁平隆起が多発して認められる．近年，NBI での拡大内視鏡観察における light blue crest が腸上皮化生の診断の指標として有用である[5]．

2）皺襞腫大型胃炎，鳥肌胃炎

胃の皺襞腫大をきたす疾患には，胃癌や悪性リンパ腫などの腫瘍性疾患と胃腺窩上皮細胞の過形成性などによる非腫瘍性のものがある．なかでも非腫瘍性に皺襞腫大するものの多くは *H. pylori* 感染に起因する皺襞腫大型胃炎（enlarged fold gastritis）と呼称され，胃体部に炎症細胞浸潤とともに上皮細胞の増殖亢進や腺窩上皮の過形成による粘膜の肥厚が認められる．皺襞幅が 7 mm 以上のものは，4 mm 以下と比較して胃癌のリスクが 35.5 倍高いと報告[6] され，とくに胃体部のびまん型胃癌のハイリスクと指摘されている．また，皺襞腫大型胃炎は除菌治療により著明に改善することも報告されている[7]．

鳥肌胃炎とは，内視鏡検査にてあたかも皮膚にみられる鳥肌のように胃粘膜に均一な顆粒状〜結節性隆起が密集して認められるものを指し，この所見は幽門前庭部から胃角部に観察されることが多い[8]．従来，若年女性に多い生理的な現象と考えられていたが，小児のみならず若年成人の *H. pylori* 感染者に多く認められる[9]．鳥肌胃炎と消化性潰瘍や胃癌との合併例も報告され，現在，鳥肌胃炎は未分化型胃癌のハイリスクとして注目されている[10]．

3 *H. pylori* 既感染胃粘膜（*H. pylori*-past infected gastric mucosa）（除菌後あるいは高度萎縮による菌の自然消失）＝慢性非活動性胃炎[2]

除菌後には好中球浸潤は速やかに消失するが，単核球浸潤は残存することが多い．内視鏡的には萎縮粘膜（血管透見像・褪色調粘膜）を認めるが，胃体部〜穹窿部の点状発赤やびまん性発赤は消失し（一部に RAC が観察されてくることもある），萎縮境界の不鮮明化，粘膜平滑・光沢，胃体部大彎の皺襞が正常であれば既感染状態を疑う所見である．びまん性発赤が消失することにより，胃体部や前庭部に地図状発赤が顕在化してくることがしばしばある．

Watanabe ら[11] は，*H. pylori* 感染状態を予測しうるさまざまな内視鏡所見を検討し，RAC，ヘマチン付着，胃底腺ポリープ，萎縮性変化，地図状発赤が感染状態を予測しうる有用な所見であることを報告している．

4 薬剤による胃粘膜の変化

その他，*H. pylori* 感染に依存しないものとして薬剤性による胃炎がある．近年，使用頻度が増加傾向にあるアスピリンを代表とする抗血栓薬，古典的非ステロイド性抗炎症薬やプロトンポンプ阻害薬などがその代表である．アスピリン服用により斑状発赤，陥凹型びらん，点状出血・ヘマチンなどの所見が観察される．胃食道逆流症などに対するプロトンポンプ阻害薬の長期投与例では，胃体部大彎に敷石状粘膜や穹窿部〜胃体部に多発する白色扁平隆起を認めることがある．

文　献

1) Yagi K, Nakamura A and Sekine A：Characteristic endoscopic and magnified endoscopic findings in the normal stomach without *Helicobacter pylori* infection. J Gastroenterol Hepatol　2002；17：39-45
2) Dixon MF, Genta RM, Yardley JH, et al：Classification and grading of gastritis. The updated Sydney System. International Workshop on the Histopathology of Gastritis, Houston 1994. Am J Surg Pathol　1996；20：1161-1181
3) Kimura K and Takemoto T：An endoscopic recognition of atrophic border and its significance in chronic gastritis. Endoscopy　1969；1(3)：87-97
4) Hanaoka N, Uedo N, Shiotani A, et al：Autofluorescence imaging for predicting development of metachronous gastric cancer after *Helicobacter pylori* eradication. J Gastroenterol Hepatol　2010；25：1844-1849
5) Uedo N, Ishihara R, Iishi H, et al：A new method of diagnosing gastric intestinal metaplasia：narrow-band imaging with magnifying endoscopy. Endoscopy　2006；38：819-824
6) Nishibayashi H, Kanayama S, Kiyohara T, et al：*Helicobacter pylori*-induced enlarged-fold gastritis is associated with increased mutagenicity of gastric juice, increased oxidative DNA damage, and an increased risk of gastric carcinoma. J Gastroenterol Hepatol　2003；18：1384-1391
7) Yasunaga Y, Shinomura Y, Kanayama S, et al：Improved fold width and increased acid secretion after eradication of the organism in *Helicobacter pylori* associated enlarged fold gastritis. Gut　1994；35：1571-1574
8) 竹本忠良，水野美淳：慢性胃炎の胃鏡診断と胃生検．Gastroenterol Endosc　1962；4：310-320
9) Miyamoto M, Haruma K, Yoshihara M, et al：Nodular gastritis in adults is caused by *Helicobacter pylori* infection. Dig Dis Sci　2003；48：968-975
10) Kamada T, Tanaka A, Yamanaka Y, et al：Nodular gastritis with *Helicobacter pylori* infection is strongly associated with diffuse-type gastric cancer in young patients. Dig Endosc　2007；19：180-184
11) Watanabe K, Nagata N, Nakashima R, et al：Predictive findings for *Helicobacter pylori*-uninfected, -infected and -eradicated gastric mucosa：validation study. World J Gastroenterol　2013；19：4374-4379

第２章　胃炎の内視鏡所見　　2. 各　論

1 萎　縮

atrophy

村上　和成

解　説 ▶▶ p.32

図１　萎縮性胃炎典型像

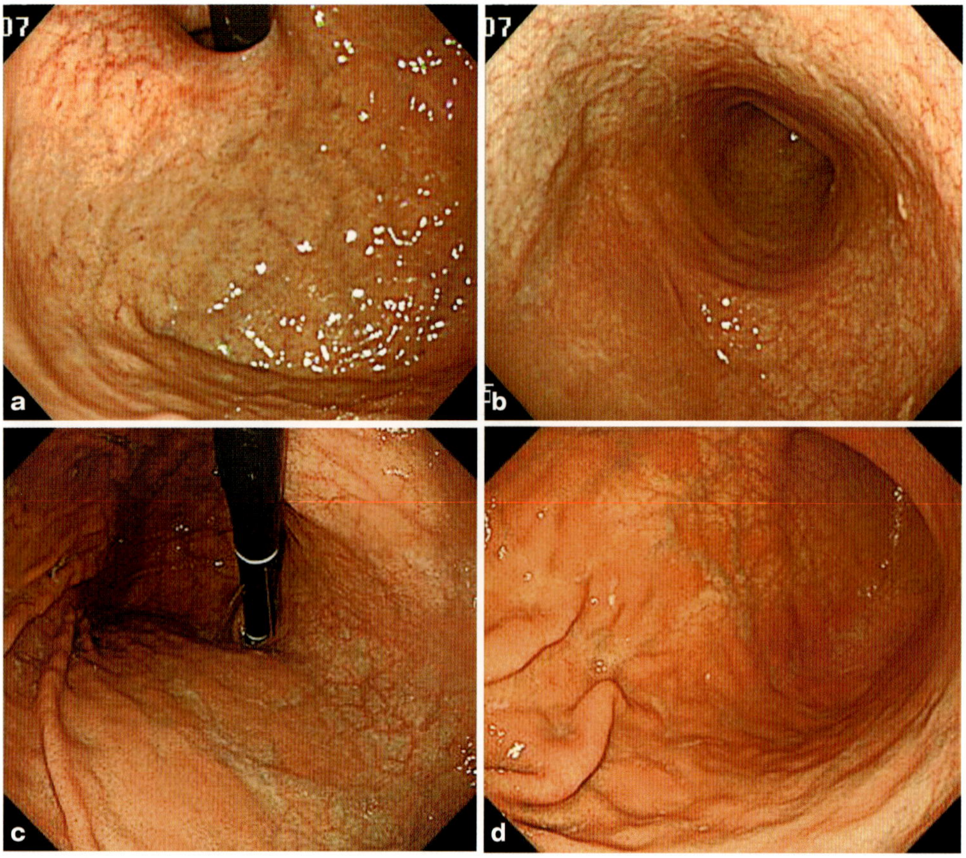

a：噴門部に明らかな血管透見像を認める.
b：体部見下ろし像.
c：胃角小彎の見上げ像.
d：体下部の萎縮境界.

・使用内視鏡（p.30～31）
スコープ：GIF-Q240，GIF-Q260（OLYMPUS）
光源装置：EVIS LUCERA CLV-260SL（OLYMPUS）

図 2　内視鏡的萎縮の改善

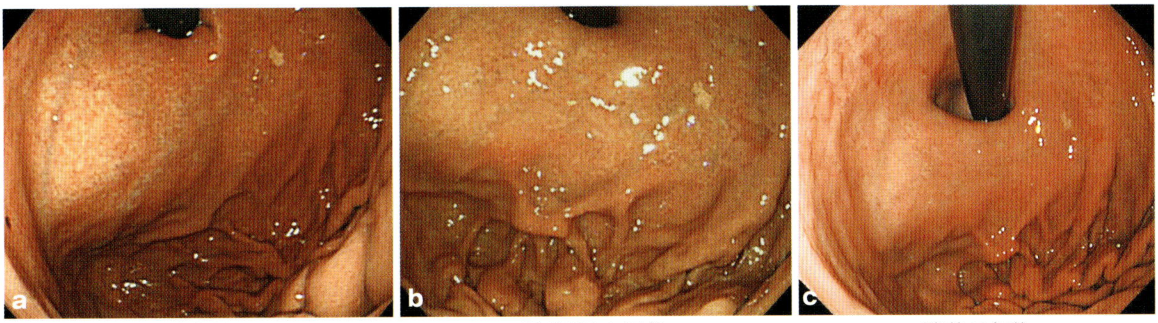

除菌前　　除菌 15 カ月後　　除菌 5 年後

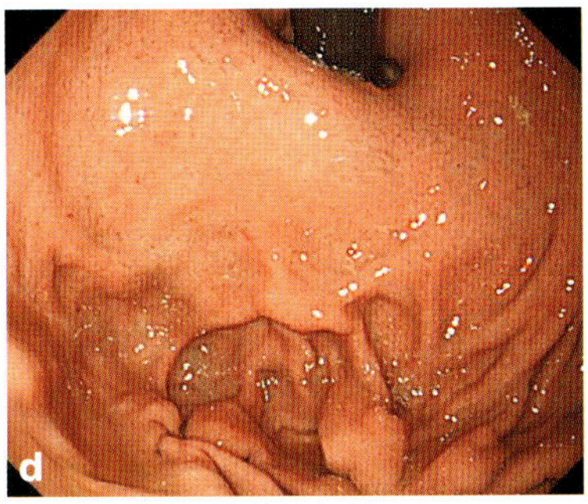

除菌 7 年後

a：71 歳，男性．除菌前．萎縮境界は cardia（噴門部）を越えて，穹窿部側へ拡がっている．

b：除菌 15 カ月後．粘膜の発赤，点状発赤は減退しているが，萎縮境界は除菌前と同等のレベルにあるとみられる．

c：除菌 5 年後．穹窿部側へ越えていた萎縮境界は体部側へ改善し，噴門部周囲の萎縮像は消失している．

d：除菌 7 年後．穹窿部の萎縮，萎縮境界はみられず除菌前と比較して萎縮境界の改善が経過を追って認められる．

図 3　組織学的萎縮の改善

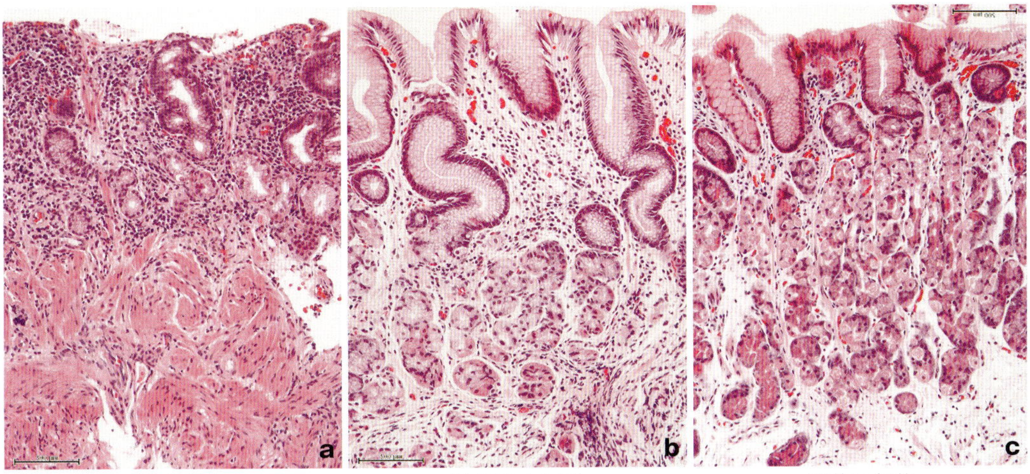

除菌前　　除菌 6 カ月後　　除菌 5 年後

62 歳，男性．慢性胃炎症例．体部大彎側からの生検組織である．

a：除菌前は粘膜固有層の高度の急性慢性炎症細胞浸潤がみられ，胃底腺組織は萎縮によりかなり減少している．

b：除菌 6 カ月後，除菌成功により炎症細胞浸潤は著明に改善傾向にある．胃底腺組織がみられるが，量は少なく，萎縮像が認められる．

c：除菌 5 年後，慢性炎症細胞浸潤はかなり減少している．b と比較しても，胃底腺組織が著明に量を増やし，萎縮が改善していることが示されている．

萎 縮

解 説

内視鏡的萎縮は血管透見像で判定を行い，萎縮の程度や拡がりは十分に送気して観察する（図1）．1969年木村・竹本によって萎縮性胃炎が分類・提唱され，その萎縮は幽門部から拡がり，面積の大きさからC-1，C-2，C-3，O-1，O-2，O-3，の六つに分類される（p.11，図2）．「C」はclose，「O」はopenであり，噴門から幽門まで萎縮がつながっていることをopen typeと呼び，つながっていない状態がclose typeとして分類される．組織学的には胃粘膜の固有胃腺の減少を萎縮と呼び（図3），*H. pylori* 感染，炎症による上皮細胞の脱落の亢進が原因とされている．

未感染者に萎縮を認めることはまれであるが，A型胃炎では幽門部には萎縮がなく，体部の萎縮を認める．

除菌後には組織学的には萎縮は有意に改善するが，内視鏡的（図2）には改善しない症例（血管透見像が変わらない症例）も多く認める．

文 献

1) Murakami K, Kodama M, Sato R, et al : *Helicobacter pylori* eradication and associated changes in the gastric mucosa. Expert Rev Anti Infect Ther 2005 ; 3 : 757-764
2) Kodama M, Murakami K, Okimoto T, et al : Ten-year prospective follow-up of histological changes at five points on the gastric mucosa as recommended by the updated Sydney system after *Helicobacter pylori* eradication. J Gastroenterol 2012 ; 47 : 394-403
3) Ito M, Haruma K, Kamada T, et al : *Helicobacter pylori* eradication therapy improves atrophic gastritis and intestinal metaplasia : a 5-year prospective study of patients with atrophic gastritis. Aliment Pharmacol Ther 2002 ; 16 : 1449-1456
4) Toyokawa T, Suwaki K, Miyake Y, et al : Eradication of *Helicobacter pylori* infection improved gastric mucosal atrophy and prevented progression of intestinal metaplasia, especially in the elderly population : a long-term prospective cohort study. J Gastroenterol Hepatol 2010 ; 25 : 544-547
5) Vannella L, Lahner E, Bordi C, et al : Reversal of atrophic body gastritis after *H. pylori* eradication at long-term follow-up. Dig Liver Dis 2011 ; 43 : 295-299

2 腸上皮化生

intestinal metaplasia

川村 昌司

解 説 ▶▶ p.37

図1 *H. pylori* 陽性例の前庭部にみられた灰白色隆起を呈する内視鏡的腸上皮化生

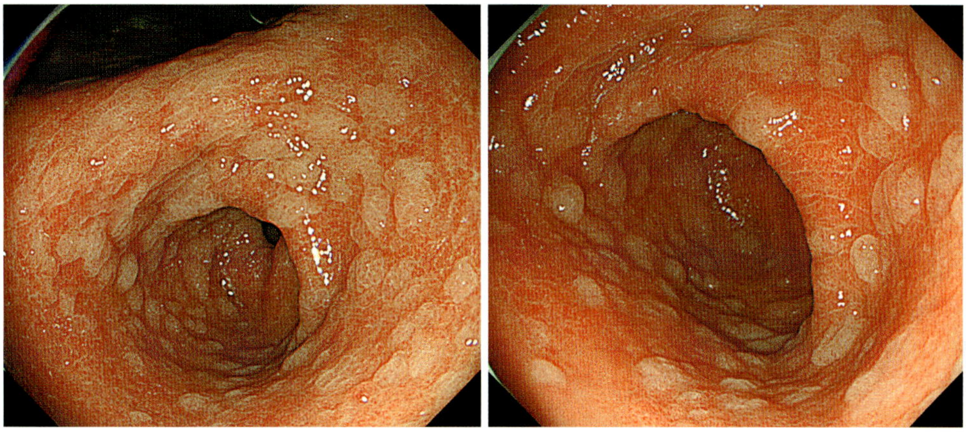

図2 *H. pylori* 陽性例にみられた，灰白色隆起を呈する内視鏡的腸上皮化生のインジゴカルミン撒布像

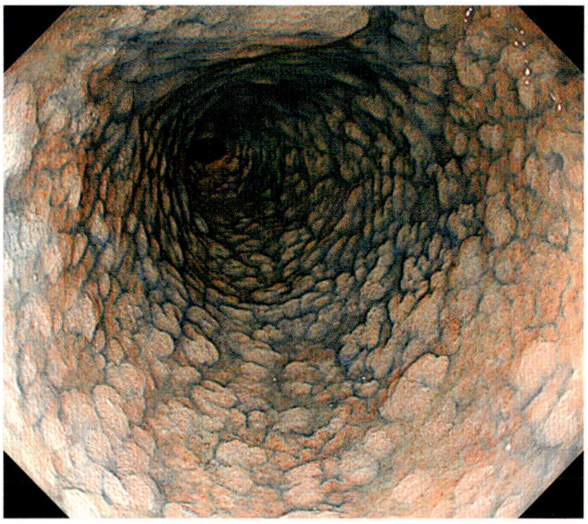

・使用内視鏡（p.33～36）
スコープ：GIF-H260（図2，図4，図5），GIF-H260Z（図1，図3，図6～9）（OLYMPUS）
光源装置：EVIS LUCERA CLV-260SL（OLYMPUS）

図3　*H. pylori* 陽性例の前庭部から体部にみられた灰白色隆起

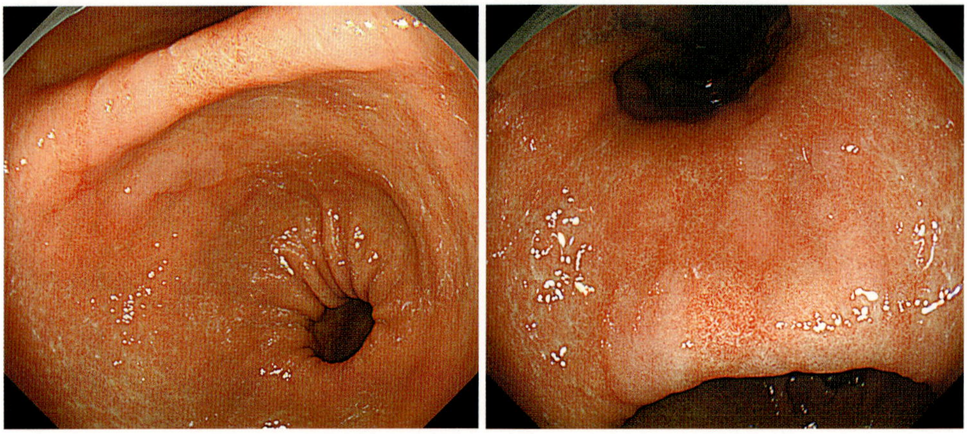

図4　*H. pylori* 陽性例の前庭部から体部にみられた灰白色粘膜

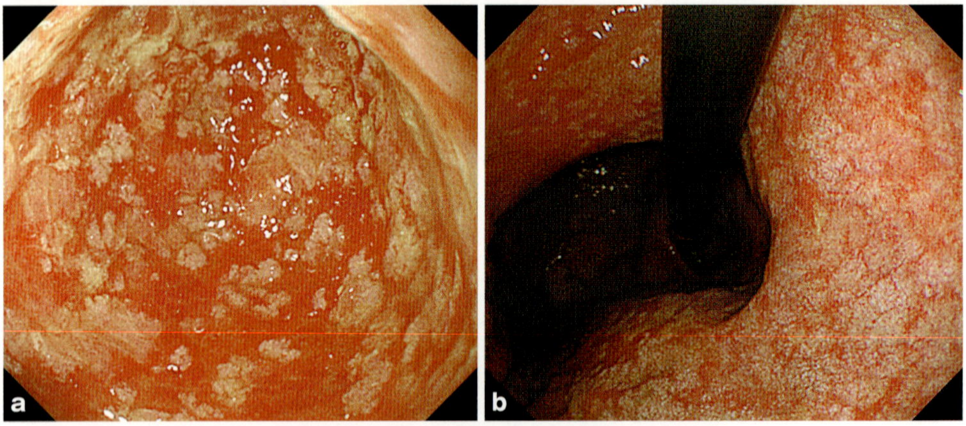

a：前庭部にみられた，あられ様顆粒状の灰白色粘膜．
b：胃内胆汁逆流がみられ，体部にまで灰白色粘膜が拡がっていた．

図5　*H. pylori* 陽性例の前庭部にみられたスレート型の灰白色粘膜を呈する内視鏡的腸上皮化生

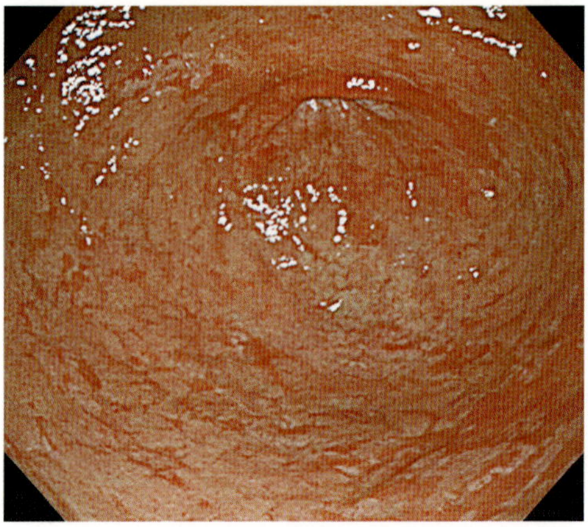

図 6　*H. pylori* 陽性例の体部にみられた腸上皮化生

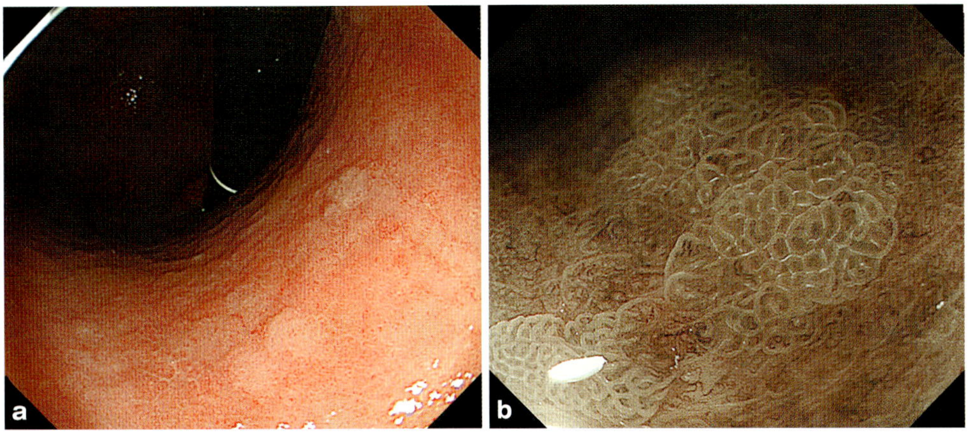

a：*H. pylori* 陽性例の体部にみられた特異型腸上皮化生.
b：Narrow Band Imaging（NBI）併用拡大観察にて灰白色隆起部位に青白い縁取り（light blue crest；LBC）がみられた.［構造強調 B8，色彩強調 1］

図 7　*H. pylori* 感染を伴う慢性萎縮性胃炎にみられた LBC

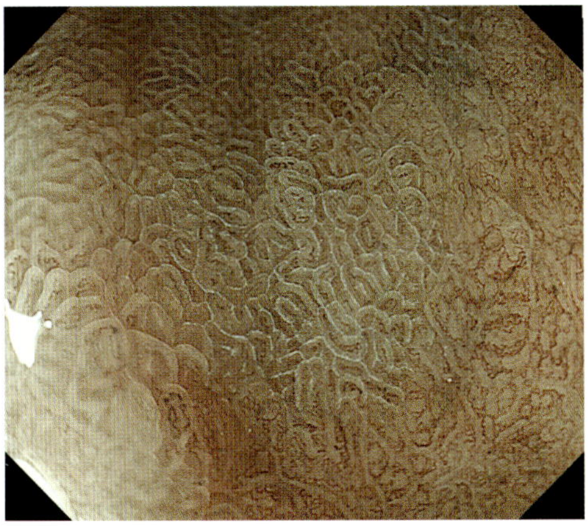

LBC は灰白色隆起部以外にもみられる.［構造強調 B8，色彩強調 1］

図 8　*H. pylori* 陽性例にみられた，灰白色隆起部の NBI 併用拡大内視鏡像

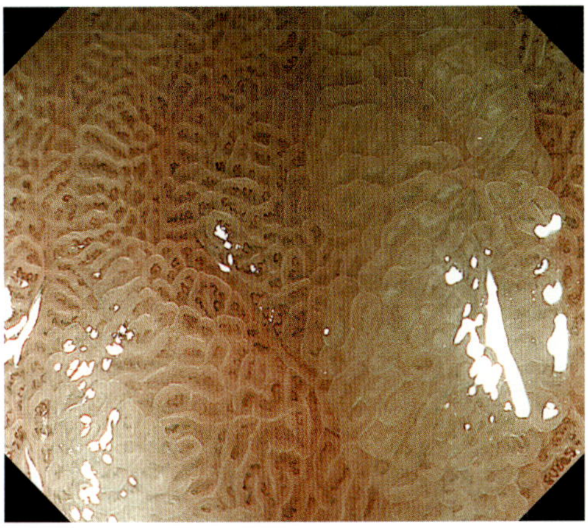

灰白色隆起部に一致して窩間部に白色透明物質（white opaque substance；WOS）がみられた.［構造強調 B8，色彩強調 1］

図 9　非萎縮域（穹窿部）にみられた小白色隆起

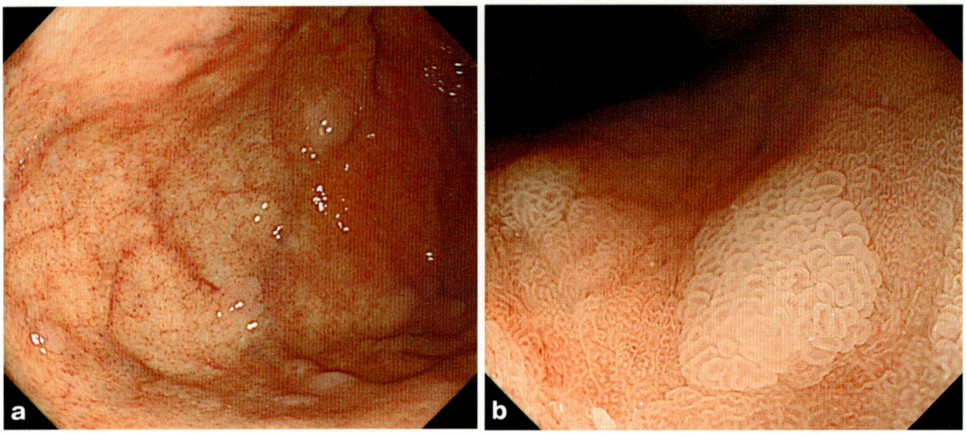

a：*H. pylori* 除菌後の非萎縮域（穹窿部）にみられた小白色隆起．生検では腺窩上皮の過形成がみられた．このような小白色隆起は，PPI（プロトンポンプ阻害薬）内服例にみられることがある．

b：近接拡大像では整った乳頭状構造がみられた．

腸上皮化生

解 説

腸上皮化生（intestinal metaplasia）の内視鏡所見は，*H. pylori* 感染による慢性胃炎に伴い，内視鏡的粘膜萎縮域を中心とした灰白色粘膜として観察される．内視鏡的腸上皮化生の典型像は，おもに幽門前庭部にみられる灰白色扁平隆起である（横山・竹本ら[1]の特異型腸上皮化生）（図1，2）．このような特異型腸上皮化生は萎縮性胃炎の進行とともに胃体部粘膜にも散見される（図3）．

一方，内視鏡的腸上皮化生には，スレート型・米粒散布型・あられ様顆粒型と呼ばれるような典型的な扁平隆起像を呈さない灰白色粘膜もみられる（図4，5）．内視鏡的腸上皮化生は，*H. pylori* 除菌後の胃粘膜でも観察されることから，*H. pylori* 現感染のみではなく *H. pylori* 既感染例にもみられる内視鏡所見である．

上述の内視鏡的灰白色部位では，生検で高率に組織学的腸上皮化生がみられることから，腸上皮化生の内視鏡所見として有用性が高い．しかし，灰白色以外の粘膜にも組織学的腸上皮化生がみられることが以前から報告されており[2]，完全型・不完全型を含めたすべての組織学的腸上皮化生を内視鏡観察で診断することは困難である．

近年，画像強調内視鏡 image enhanced endoscopy（IEE）の一つである，Narrow Band Imaging（NBI）でみられる胃粘膜上皮辺縁の青白い縁取り（light blue crest；LBC）が，組織学的腸上皮化生と関連することが報告されている[3]（図6，7）．また，内視鏡的腸上皮化生の灰白色粘膜部では，NBI にて胃粘膜の窩間部に白色透明物質（white opaque substance；WOS）[4]が観察されることがある（図8）．今後このような新たな知見を含め，メチレンブルー染色を用いた色素内視鏡検査[5]のような優れた内視鏡的腸上皮化生診断の確立が望まれる．

灰白色の内視鏡的腸上皮化生と鑑別が必要な扁平隆起病変には胃腺腫があるが，特異型腸上皮化生は前庭部から多発することが特徴である．穹窿部〜体部などの内視鏡的非萎縮域に腺窩上皮過形成による小白色隆起が観察されることがある（図9）．このような小白色隆起は，PPI（プロトンポンプ阻害薬）内服例でみられることがあり，内視鏡的腸上皮化生に比べて非萎縮粘膜に小さくまばらな隆起としてみられるのが特徴である．

文 献

1) 横山　泉，竹本忠良，木村　健：腸上皮化生の内視鏡診断．胃と腸　1971；6：869-874
2) Kaminishi M, Yamaguchi H, Nomura S, et al：Endoscopic classification of chronic gastritis based on a pilot study by the Research Society for Gastritis. Dig Endosc　2002；14：138-151
3) Uedo N, Ishihara R, Iishi H, et al：A new method of diagnosing gastric intestinal metaplasia：narrow-band imaging with magnifying endoscopy. Endoscopy　2006；38：819-824
4) Yao K, Iwashita A, Tanabe H, et al：White opaque substance within superficial elevated gastric neoplasia as visualized by magnification endoscopy with narrow-band imaging：a new optical sign for differentiating between adenoma and carcinoma. Gastrointest Endosc　2008；68：574-580
5) Suzuki S, Suzuki H, Endo M, et al：Endoscopic dyeing method for diagnosis of early cancer and intestinal metaplasia of the stomach. Endoscopy　1973；5：124-129

3 びまん性発赤

diffuse redness

寺尾　秀一

解　説 ▶▶ p.42

図1　びまん性発赤（胃体部大彎）

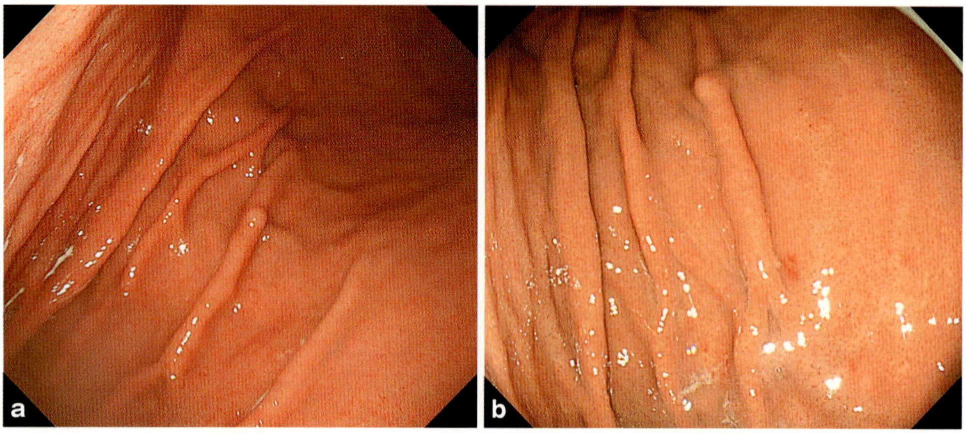

除菌前　　除菌後

びまん性発赤とは，連続的な拡がりをもった均等な発赤を指す．この症例では除菌前には胃体部大彎の視野のほぼ全域にびまん性発赤がみられるが，*H. pylori* 除菌後にはそれが消失している．

図2　びまん性発赤（胃体部大彎の近接）

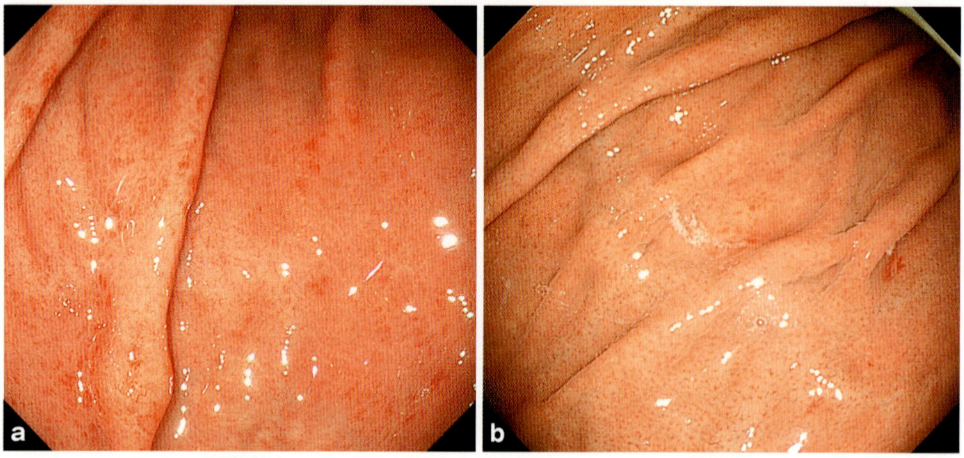

除菌前　　除菌後

図1と同一例の近接像．併存する点状発赤は除菌後にも一部残存している．

図 3　びまん性発赤（胃体下位前壁腺境界付近）

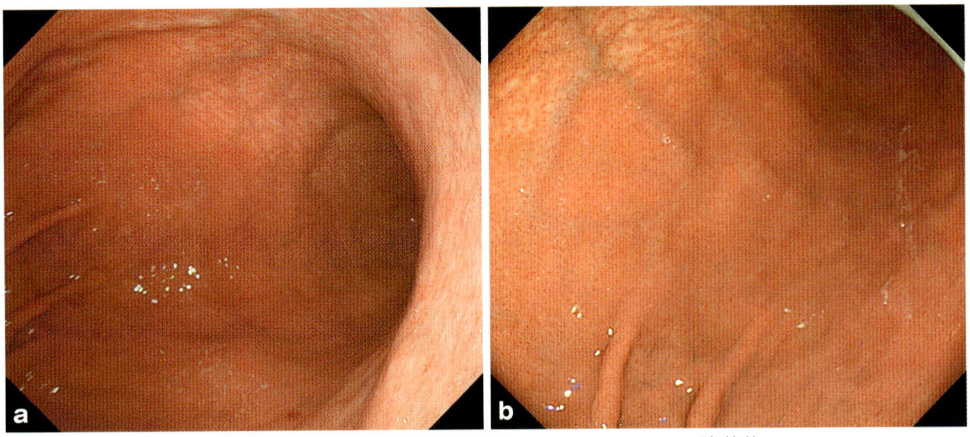

除菌前　　除菌後

図 1 と同一例．*H. pylori* 除菌後の「びまん性発赤の消退・軽減」は，内視鏡的な腺境界部において，萎縮領域と非萎縮領域を比較することで視認されやすい．

図 4　びまん性発赤の不均等な消退・軽減

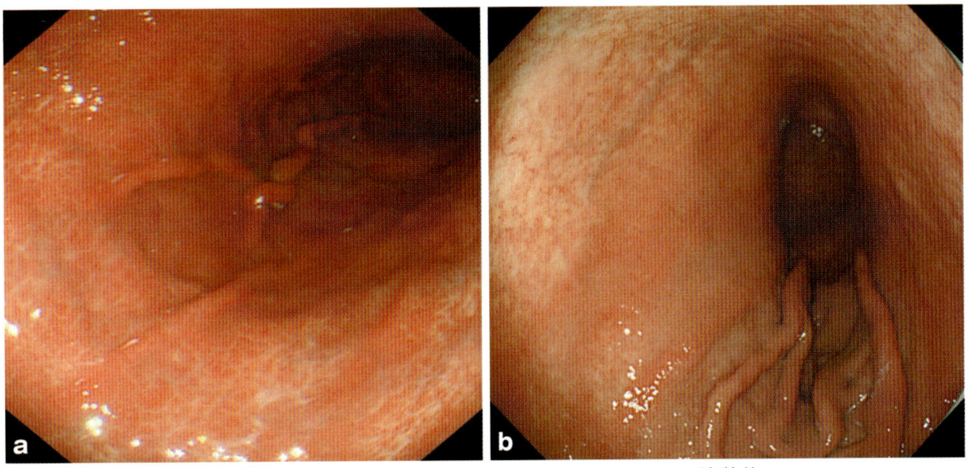

除菌前　　除菌後

H. pylori 除菌成功後，びまん性発赤が均等に軽減・消失せず，図 4b のように連続的・漸次的に発赤の程度が軽減した特徴的な内視鏡像となる場合がある．

・使用内視鏡（p.38〜41）
スコープ：GIF-H260（図 1a，図 2a，図 3a，図 6），GIF-H260Z（図 1b，図 2b，図 3b，図 4，図 5）（OLYMPUS）
光源装置：EVIS LUCERA CLV-260SL（OLYMPUS）
構造強調：B3（図 1a，図 2a，図 3a），A1（図 1b，図 2b，図 3b，図 4）
色彩強調：0（図 1〜図 4）

図 5　びまん性発赤の近接像と NBI 拡大像

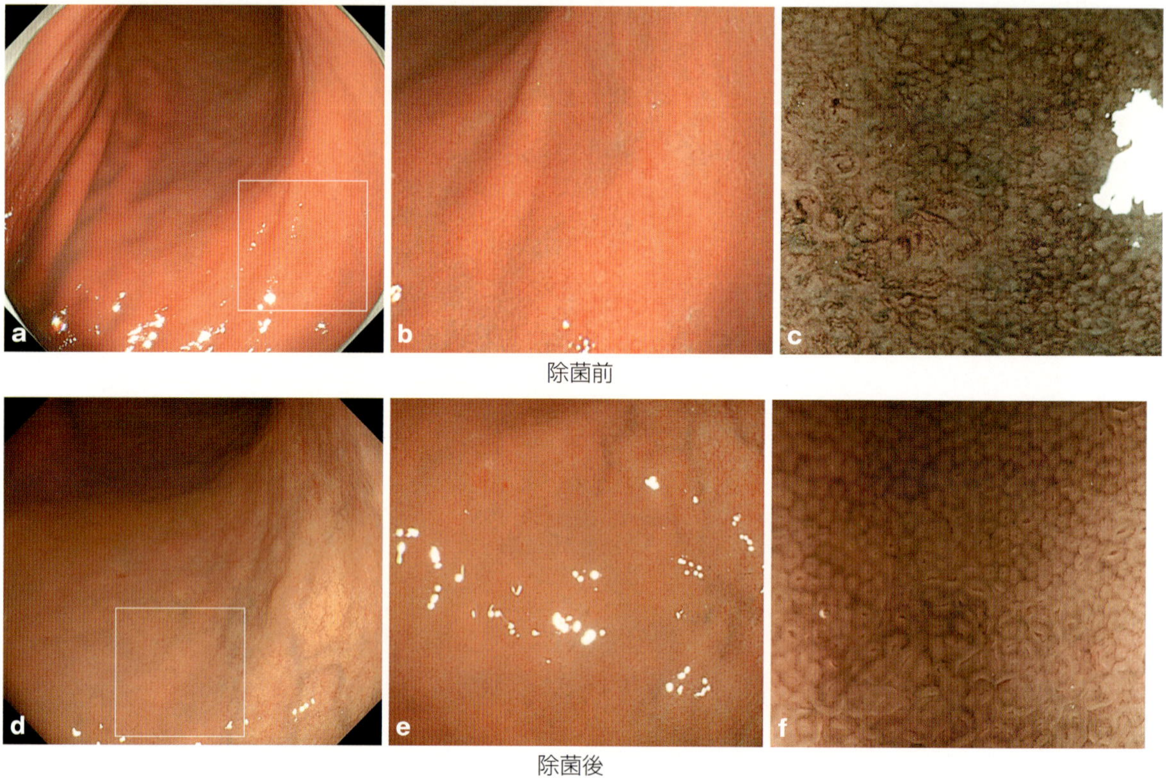

潰瘍瘢痕を伴う症例の *H. pylori* 除菌前（上段：**a**～**c**）と除菌 3 カ月目（下段：**d**～**f**）.
俯瞰像（**a**, **d**）：除菌前にはびまん性発赤がやはり視野の全域に認められ，除菌後には消退している.
近接像（**b**, **e**）：俯瞰像の枠で囲んだ領域.
NBI 拡大観察像（**c**, **f**）：NBI 観察で比較すると，除菌前では，胃底腺の腺管構造が乱れ腺管密度が低下し上皮下毛細血管が多く観察される．除菌後には，腺管開口部の形態が回復し腺管密度も高まり，white zone が拡大することで可視できる毛細血管が減少している．［**c**：構造強調 A3，色彩強調 1，**f**：構造強調 A1，色彩強調 1］

図6　画像強調の影響

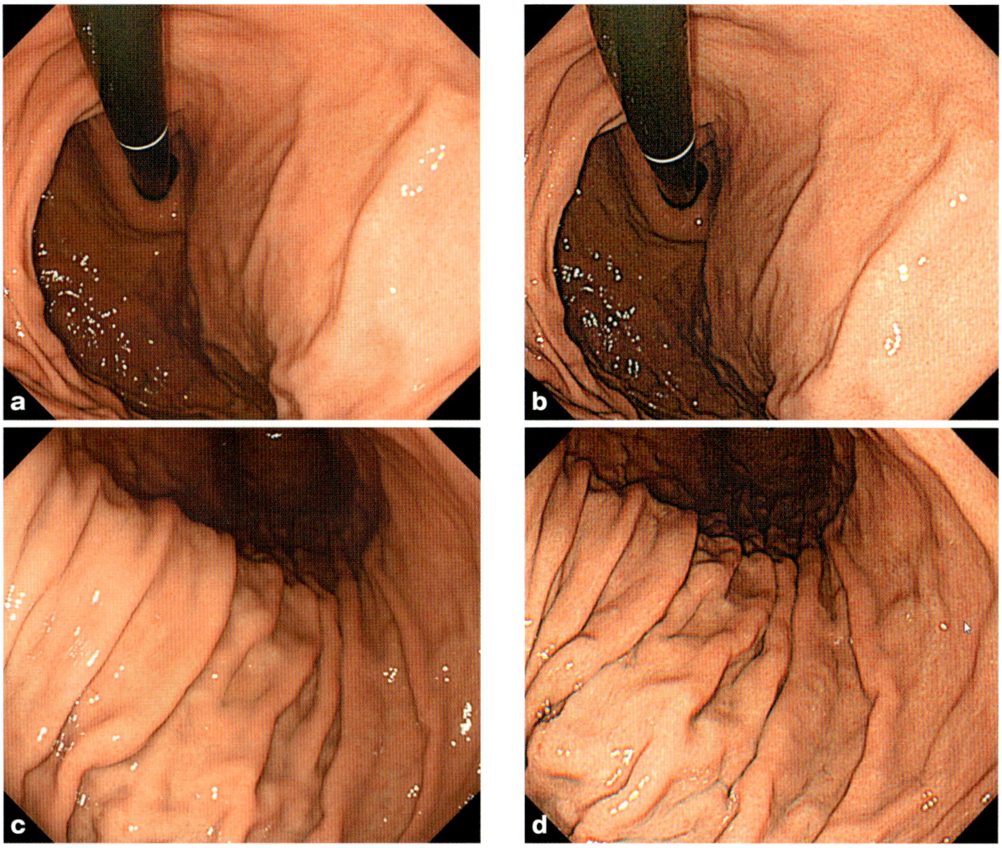

構造強調 A1，色彩強調 0　　構造強調 A8，色彩強調 0

この症例は，*H. pylori* IgG 抗体 34 U/mL，PG I 43.7 ng/mL，PG II 12.5 ng/mL，PG I / II 3.5 で，ABC リスク健診では B 群相当であった（13C-UBT 36.5‰）．皺襞腫大・蛇行はごく軽度観察されるが，鳥肌様所見はなく萎縮性変化や腸上皮化生を示す所見もない（C-1）．このような症例ではびまん性発赤がほとんど唯一の *H. pylori* 現感染の診断根拠となる．

構造強調 A1（左側：a，c）ではびまん性発赤は軽度陽性と診断できるが，構造強調を過度に設定（右側：b，d）すると，多数の「点状発赤」様所見として観察されてしまう．読影カンファレンスでは「RAC 陽性，*H. pylori* 未感染疑い」と診断した医師もあった．

びまん性発赤

解 説

びまん性発赤（diffuse redness）とは，おもに胃体部の非萎縮性粘膜に観察される，連続的な拡がりをもった均等な発赤調粘膜を指す（図1，2）．びまん性発赤は粘膜腫脹とならんで *H. pylori* 感染性胃炎（現感染）の基本所見であり，*H. pylori* 感染による好中球浸潤・単核球浸潤の程度と有意な相関を示す所見である[1), 2)]．また，びまん性発赤は，*H. pylori* 除菌によって消失・軽減する[3)]．その変化は除菌後3カ月程度の比較的短期間でも確認でき（図5），また除菌後長期間にも変化しない[4)]．

除菌後の内視鏡像単独でも「びまん性発赤の消退・軽減」を積極的に診断することが望まれるが，発赤の程度の評価は施設ごとの内視鏡やモニターの設定に依存する部分がある．しかし，除菌後のみの内視鏡像でも，時として不均等なびまん性発赤の軽減・消失が起こり，結果として発赤の度合いに濃淡が出現したり（図4b），腺境界付近での萎縮領域粘膜との色調の比較（図3b）が可能になるなどより客観的な指標がみられることもある．また，内視鏡の構造強調設定を強くかけるとびまん性発赤が小さな「点状」発赤の集合体のように観察され，正しい評価が困難になる（図6）．

文 献

1) 井田和徳，松本尚之，内山和彦，他：*Helicobacter Pylori* 除菌前後における胃粘膜の内視鏡像の変化—短期経過例．胃と腸　1998；33：1115-1121

2) Nomura S, Terao S, Adachi K, et al：Endoscopic diagnosis of gastric mucosal activity and inflammation. Dig Endosc　2013；25：136-146

3) Kato M, Terao S, Adachi K, et al：Changes in endoscopic findings of gastritis after cure of *H. pylori* infection：multicenter prospective trial. Dig Endosc　2013；25：264-273

4) 寺尾秀一，西澤昭彦，田村　勇，他：*H. pylori* 除菌後10年以上観察例における *H. pylori* 胃炎除菌後内視鏡像の検討および除菌直後と10年以上経過時点でのNBI拡大像の比較．消化器内科　2013；57：111-118

4 点状発赤

spotty redness

寺尾　秀一

解　説 ≫ p.45

図 1　点状発赤

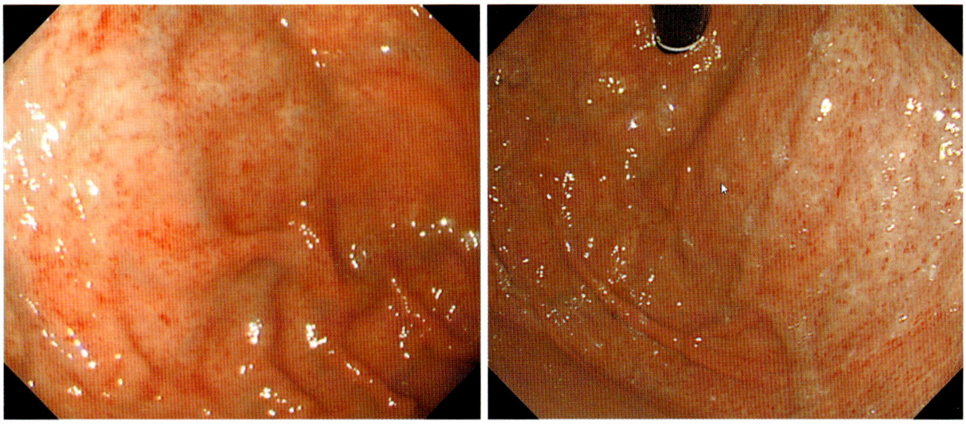

点状発赤は，大きさや形が不揃いな点状の凹凸のない発赤であり，*H. pylori* 現感染でみられ，びまん性発赤を背景とする．おもに胃体部から穹窿部にかけて出現することが多い．

図 2　点状発赤の除菌後変化（1）

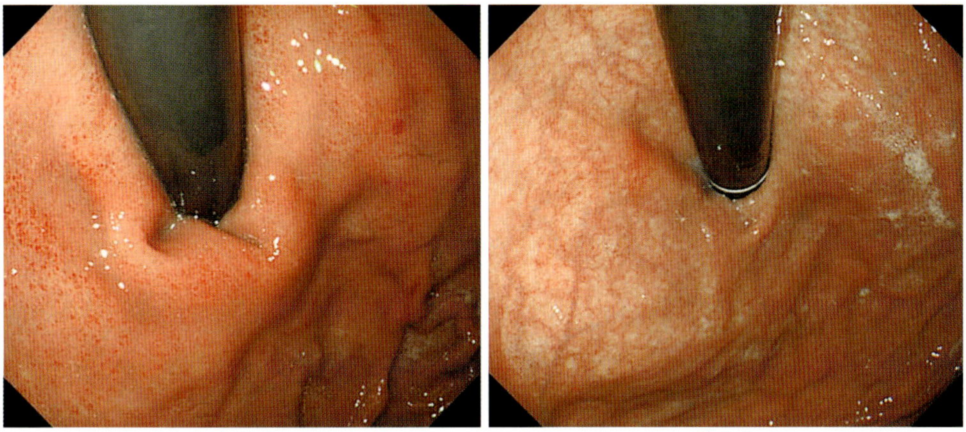

除菌前　　除菌後

点状発赤は，*H. pylori* 除菌によって消失・軽減することが多い．この例では，びまん性発赤の消失，粘膜腫脹の軽減もみられる．

・使用内視鏡（p.43～44）
スコープ：GIF-H260（OLYMPUS）
光源装置：EVIS LUCERA CLV-260SL（OLYMPUS）

図3　点状発赤の除菌後変化（2）

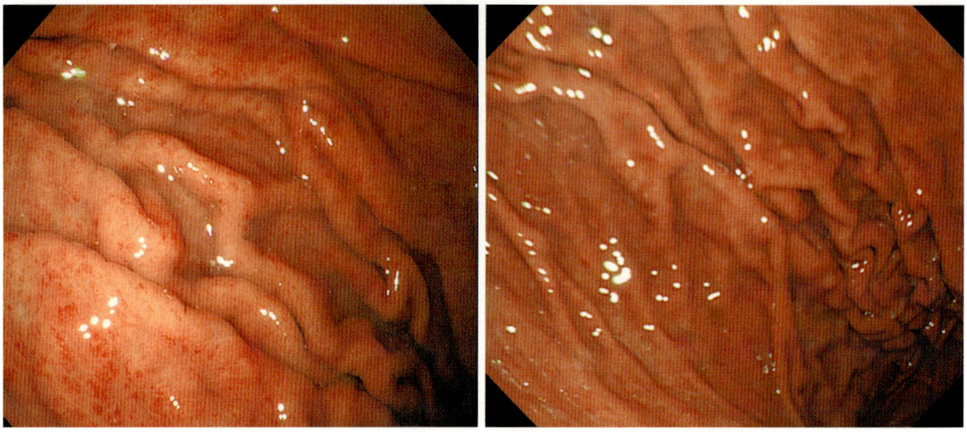

除菌前　　除菌後

除菌に成功すると，点状発赤はびまん性発赤とともに消失することが多い．この例では，皺襞腫大，浮腫状粘膜も軽減している．

図4　門脈圧亢進性胃症でみられる類似の所見

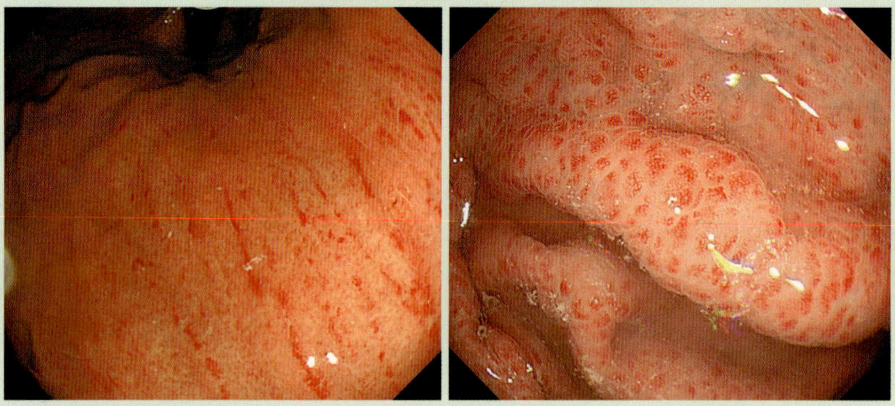

点状発赤

解 説

点状発赤（spotty redness）とは，大きさや形が不揃いな点状の凹凸のない発赤である．通常，*H. pylori* 感染性胃炎（現感染）でみられ[1]，びまん性発赤を背景としておもに胃体部から穹窿部にかけて出現することが多い所見である（**図 1，2**）．*H. pylori* 除菌に成功すると，点状発赤は消退・軽減することが多い[2]．図 2，**図 3** で示した例では，点状発赤の除菌後消退とともにびまん性発赤の消失，粘膜腫脹の軽減，皺襞腫大の軽減，浮腫状粘膜の軽減も同時に観察されている．この所見に関して，*H. pylori* 感染とは無関係に門脈圧亢進性胃症においても点状発赤と類似の所見が観察される点で注意が必要である（**図 4**）．

また，点状発赤と厳密に鑑別すべき所見として，地図状発赤が挙げられる．地図状発赤は通常 *H. pylori* 除菌成功後に顕在化する所見で，点状発赤とは異なり，やや陥凹した，まだら状，地図状，類円形の小陥凹などさまざまな形態を呈する発赤所見である（⑱「地図状発赤」参照）．留意点として，内視鏡画像設定において構造強調を過度に設定すると，びまん性発赤が「点状発赤」様の多数の集合体のように観察され評価を誤ることになるので注意が必要である（図 1～4 は構造強調 A1，色彩強調 0 で撮影）．

文 献

1) Nomura S, Terao S, Adachi K, et al：Endoscopic diagnosis of gastric mucosal activity and inflammation. Dig Endosc　2013；25：136-146
2) Kato M, Terao S, Adachi K, et al：Changes in endoscopic findings of gastritis after cure of *H. pylori* infection：multicenter prospective trial. Dig Endosc　2013；25：264-273

5 粘膜腫脹

mucosal swelling

加藤 隆弘

解 説 ▸▸▸ p.48

図1 *H. pylori* 未感染の胃粘膜には粘膜腫脹はみられない

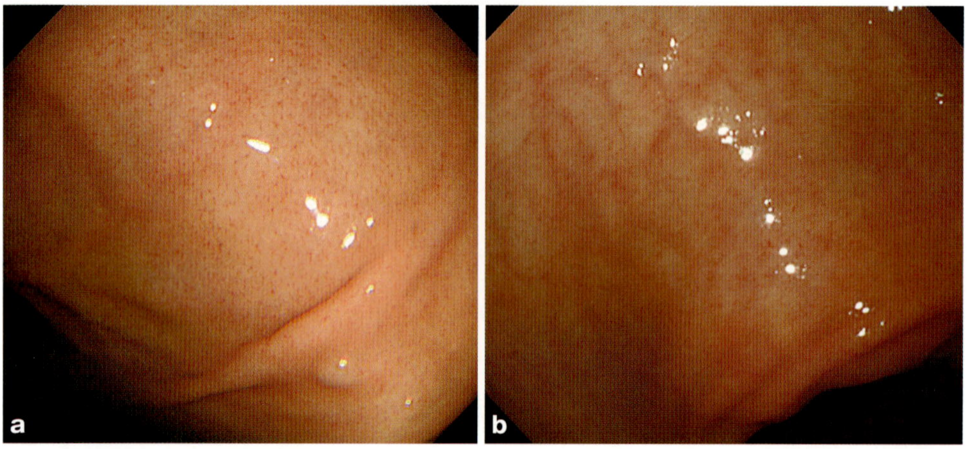

a：胃底腺粘膜，**b**：幽門腺粘膜.

図2 *H. pylori* 現感染の胃底腺粘膜にみられる粘膜腫脹と小区腫大

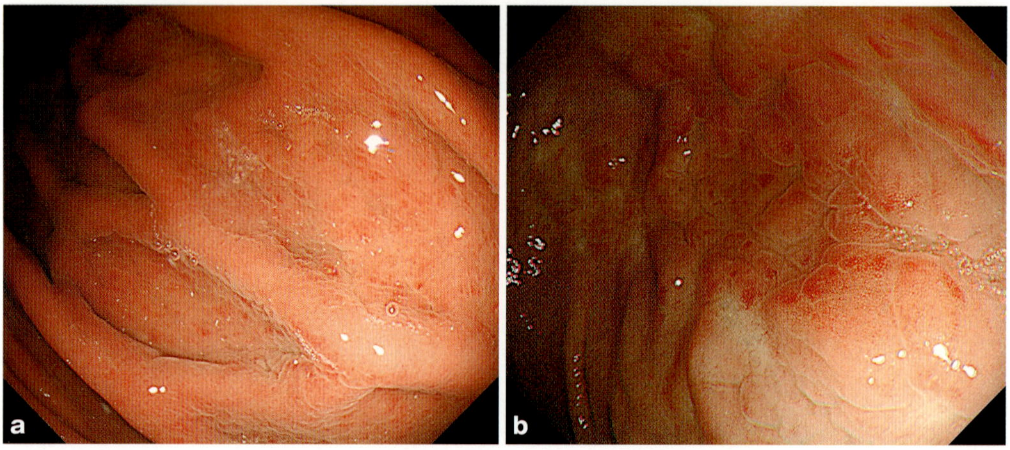

a，**b**：通常内視鏡による粘膜腫脹・小区腫大.

・使用内視鏡（p.46～47）
スコープ：GIF-Q260，GIF-KH260，GIF-H260（OLYMPUS）
光源装置：EVIS LUCERA CLV-260SL（OLYMPUS）

図2 つづき

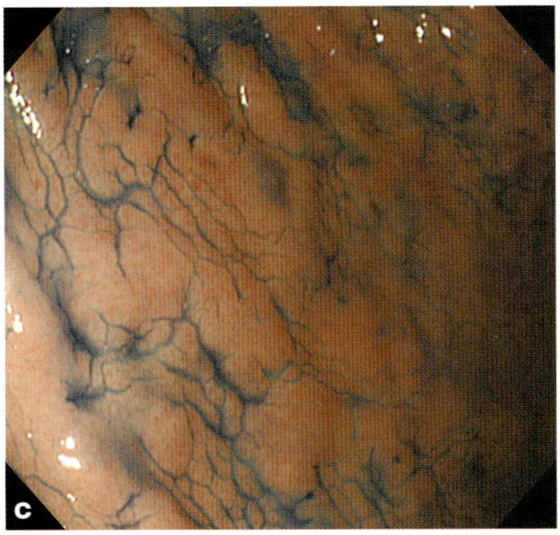

c：コントラスト法による小区腫大.

図3 *H. pylori* 現感染の幽門腺粘膜にみられる粘膜腫脹と小区腫大

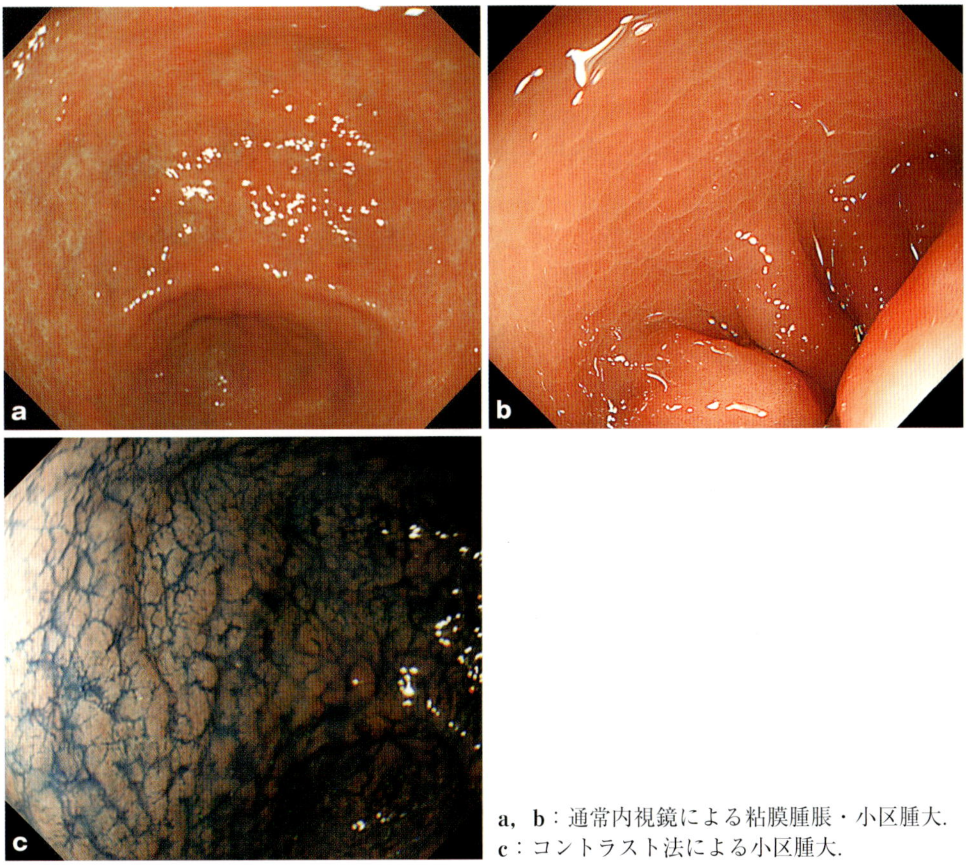

a，b：通常内視鏡による粘膜腫脹・小区腫大.
c：コントラスト法による小区腫大.

図4 粘膜腫脹の組織所見

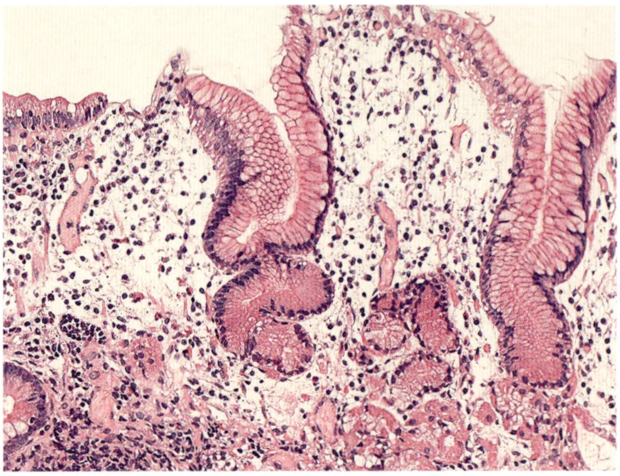

おもに粘膜の炎症細胞浸潤と浮腫を示す.

粘膜腫脹

解 説

粘膜腫脹（mucosal swelling）は*H. pylori*未感染胃粘膜においては認められず（図1），*H. pylori*現感染胃粘膜においてみられる重要な内視鏡所見である（図2a，b，図3a，b）．粘膜腫脹は組織学的にはおもに粘膜の炎症細胞浸潤と浮腫を示す内視鏡所見である[1), 2)]（図4）．粘膜腫脹は胃底腺粘膜では柔らかい厚ぼったい感じの粘膜として認識され，時に腫大した小区の粘膜凹凸を見ることもある．幽門腺粘膜では通常内視鏡による小区構造の認識は困難なことが多く，粘膜は柔らかいやや厚みのある凹凸として認識され，色素内視鏡（コントラスト法）では胃底腺粘膜（図2c）と同様，その小区構造は明瞭となり（図3c），粘膜腫脹の判定にきわめて有用となる[1)~3)]．

【付記】胃小区

小区構造は色素内視鏡（コントラスト法）でより明瞭となり[1)~3)]，*H. pylori*現感染胃粘膜にみられる腫大した小区は小区間溝が狭く，小区表面は緊満している．一方，*H. pylori*未感染胃粘膜においては小区に緊満感・腫大はなく，その輪郭もギザギザとしている．

文 献

1) Kato T, Yagi N, Kamada T, et al：Diagnosis of *Helicobacter pylori* infection in gastric mucosa by endoscopic features：a multicenter prospective study. Dig Endosc　2013；25：508-518
2) Nomura S, Terao S, Adachi K, et al：Endoscopic diagnosis of gastric mucosal activity and inflammation. Dig Endosc　2013；25：136-146
3) 井田和徳，黒田雅昭，坪井寿人，他：*H. pylori*感染の内視鏡による総合診断．臨牀消化器内科　2001；16：1539-1546

6 皺襞腫大，蛇行

enlarged fold, tortuous fold

山地　裕　　平田　喜裕

解　説 ▶▶ p.51

図1　皺襞腫大，蛇行（1）

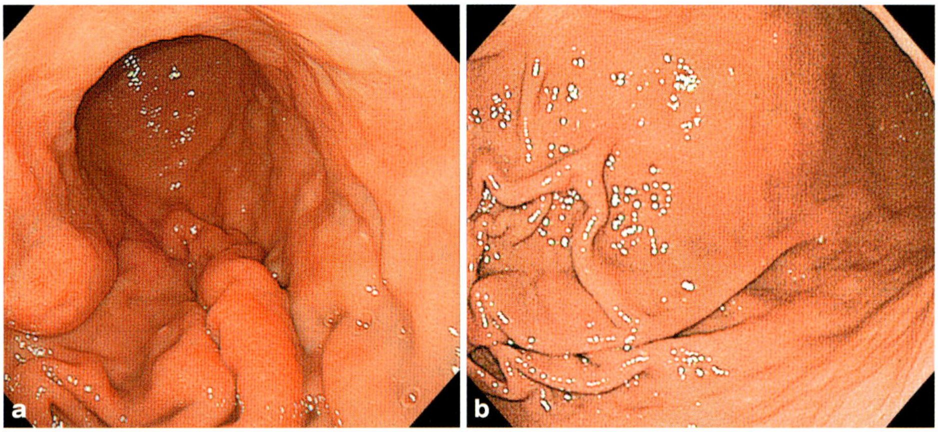

除菌前　　除菌後

a：幅広く屈曲したひだを認め，粘膜の発赤が目立つ．
b：*H. pylori* の除菌後には，上記所見はすべて軽快している．

図2　皺襞腫大，蛇行（2）

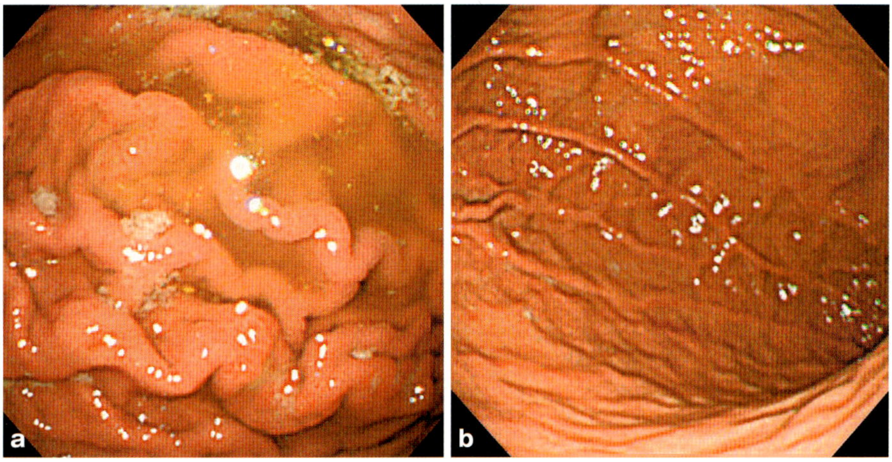

除菌前　　除菌後

a：図1と同様，皺襞腫大，蛇行の所見がみられる．
b：*H. pylori* の除菌後，やはり所見は軽快，消失している．

・使用内視鏡（p.49～50）
スコープ：GIF-H260（図1），GIF-XQ240（図2），GIF-Q240X（図3）（OLYMPUS）
光源装置：EVIS LUCERA CLV-260SL（OLYMPUS）

図 3　皺襞腫大，蛇行（3）

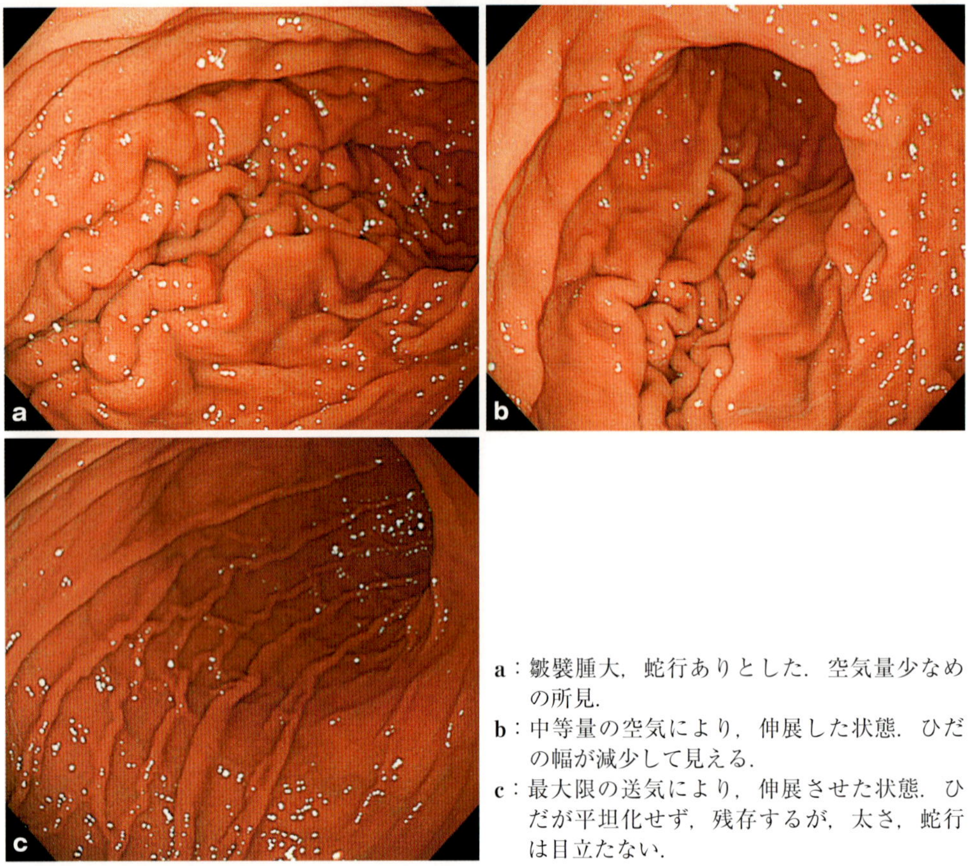

a：皺襞腫大，蛇行ありとした．空気量少なめの所見．
b：中等量の空気により，伸展した状態．ひだの幅が減少して見える．
c：最大限の送気により，伸展させた状態．ひだが平坦化せず，残存するが，太さ，蛇行は目立たない．

皺襞腫大，蛇行

解 説

日本消化器内視鏡学会発行の「消化器内視鏡用語集」[1] において，巨大ひだ（giant fold，giant ruga）についての記載があり，「幅広く屈曲し大脳回転状のひだ」とされているが，明確な基準は定められていない．

「胃と腸」誌の用語集における巨大皺襞の項[2] では，「明確な定義はないが，腫大と屈曲蛇行を呈するひだのことをいい，ひだ間の溝は狭く，屈曲蛇行が強まれば大脳回転様所見を呈する．X 線的には適度に胃壁が伸展した二重造影像において幅が 10 mm 以上のひだを，内視鏡的には十分な送気によっても腫大して観察されるひだを巨大皺襞と診断している」と解説されている．

Sydney System の，rugal hyperplasia（fold enlargement）の項[3] では，「送気によって平坦化しない，あるいは部分的にしか平坦化しないひだ」で，「およそ 5 mm の厚さのものを軽度，5〜10 mm を中等度，10 mm を超えるものを高度」の enlarged fold と定義している．

内視鏡診断としては，一見して，太くて蛇行が目立つことと（図 1a，2a），送気によって消失しないという点が要点と思われる．ただし，送気量によって，ひだの太さはかなり変化する（図 3）．また，*H. pylori* 除菌によって，同じ空気量でもひだの太さは著明に細くなることが観察される（図 1b，2b）．

未分化胃癌の危険因子であることを示唆する，横断的[4]，縦断的研究[5] が報告されている．しかしながら，皺襞腫大の定義がやや主観的であることと，その自然史が明らかでない点も多く，今後本分類が汎用されるなかで，前向きな検討により明らかになってくると考えられる．

文 献

1) 日本消化器内視鏡学会用語委員会 編：消化器内視鏡用語集（第 3 版）．2011，医学書院，東京
2) 浜田　勉：巨大皺襞（giant fold，giant rugae）．胃と腸　2012；47（増刊 図説 胃と腸用語集 2012）：690
3) Tytgat GN：The Sydney System：endoscopic division. Endoscopic appearances in gastritis/duodenitis. J Gastroenterol Hepatol　1991；6：223-234
4) Nishibayashi H, Kanayama S, Kiyohara T, et al：Helicobacter pylori-induced enlarged-fold gastritis is associated with increased mutagenicity of gastric juice, increased oxidative DNA damage, and an increased risk of gastric carcinoma. J Gastroenterol Hepatol　2003；18：1384-1391
5) 渡邉実香，加藤　順，榎本祥太郎，他：胃癌リスク診断の検診への応用と課題　(4) 未分化型胃癌発生ハイリスク群を巡って．臨牀消化器内科　2013；28：1161-1167

7 鳥 肌
nodularity

鎌田 智有

解 説 ⋙ p.56

図1 鳥肌（1）

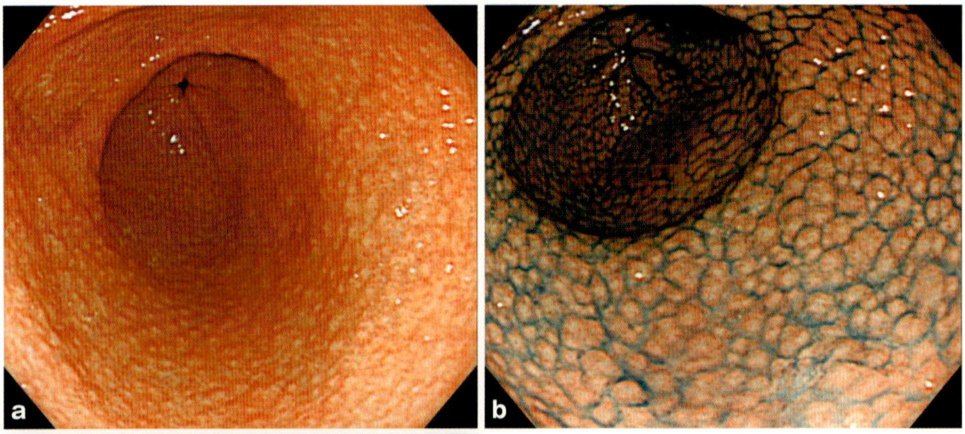

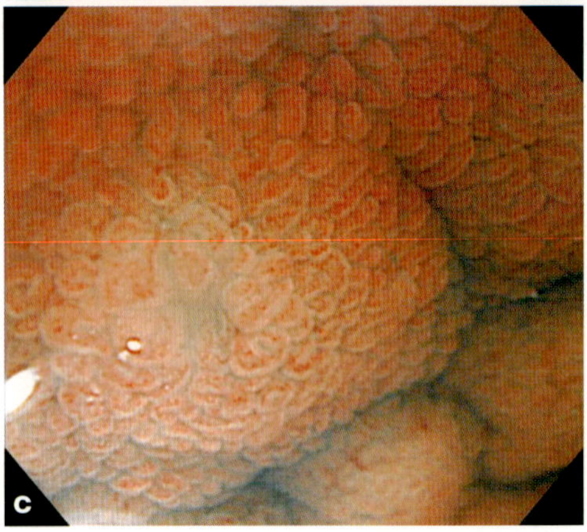

a：均一な小顆粒状隆起が前庭部に密集して認められ，敷石状を呈している（通常観察）.
b：インジゴカルミン撒布により隆起はいっそう明確になる（色素撒布観察）.
c：隆起の中心には白色の陥凹を認める（拡大観察）.

図2 鳥肌（2）

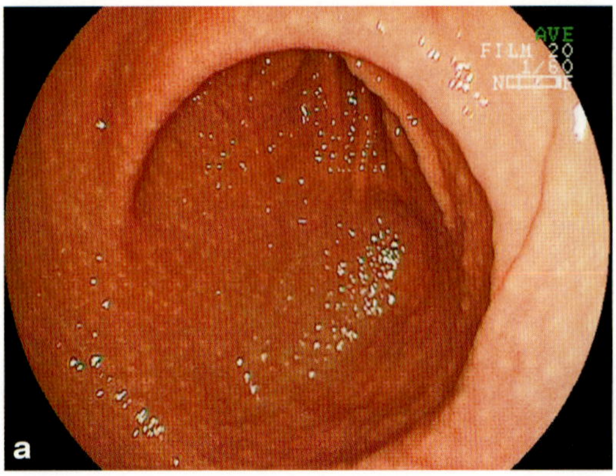

a：小顆粒状隆起が前庭部に認められる（通常観察）.

図2のつづき　鳥肌（2）

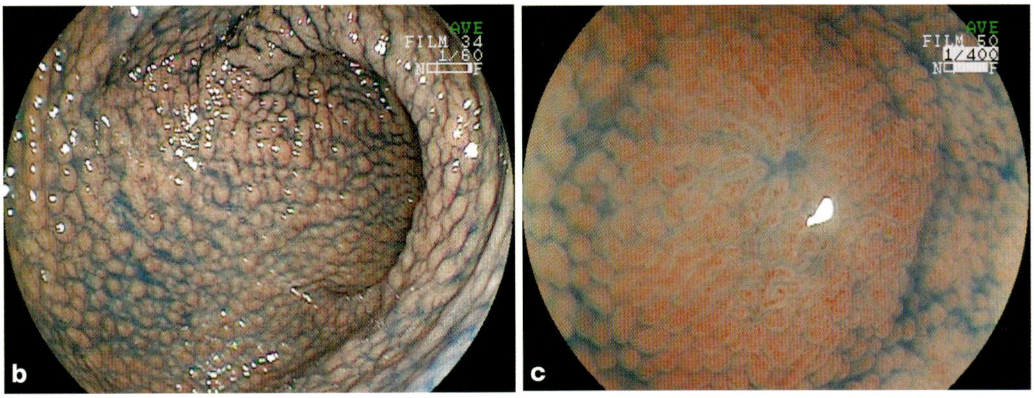

b：インジゴカルミン撒布により隆起は明確となる（色素撒布観察）.
c：隆起の中心には白色の陥凹を認める（拡大観察）.

図3　鳥肌（3）

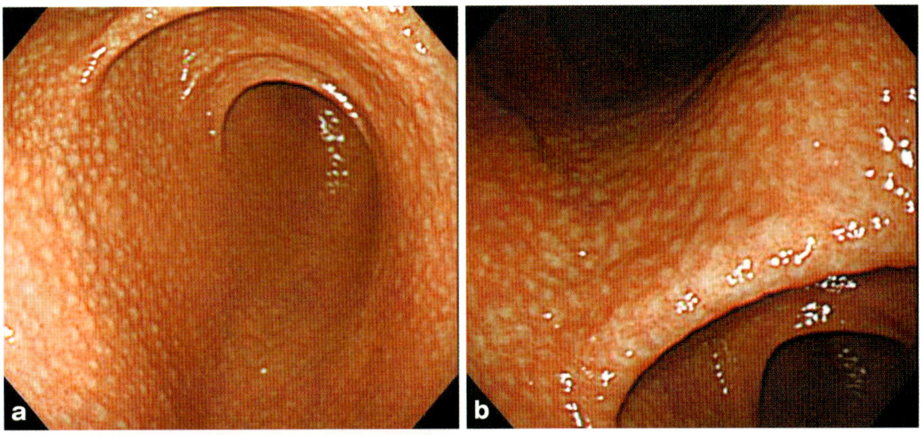

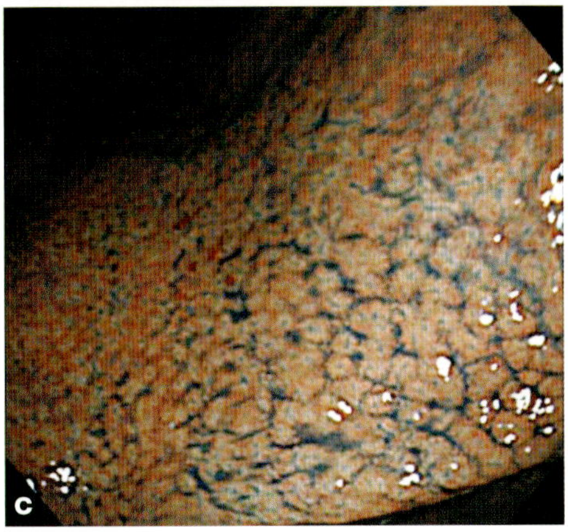

結節性変化は通常，前庭部～胃角部に認められることが多いが（**a**），胃角部を越え胃体部へと波及することもある（**b**：通常観察，**c**：色素撒布観察）.

・使用内視鏡（p.52～55）
　スコープ：GIF-Q240Z（図1），GIF-Q260（図3，図7），GIF-H260（図4）（OLYMPUS）
　　　　　　FUJIFILM（図2，図5）（図5は細径内視鏡）

図4 鳥肌（4）

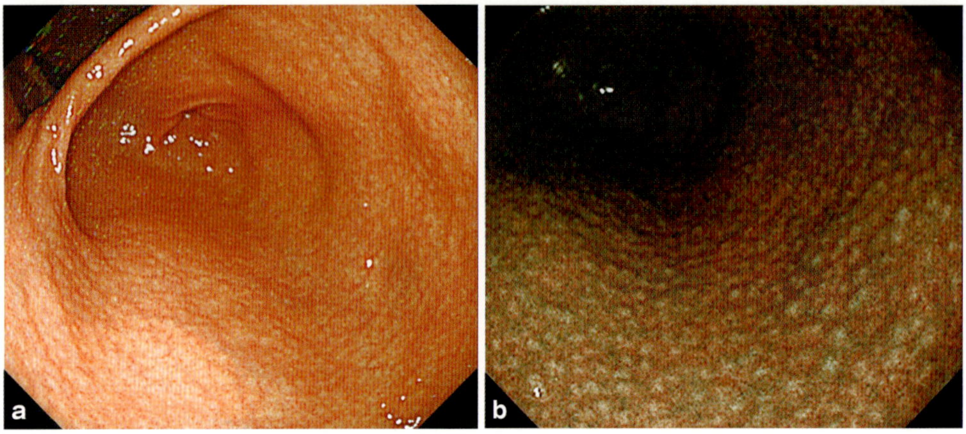

a：前庭部に小顆粒状隆起が認められる（通常観察）.
b：NBI 観察では白色調の小顆粒状隆起が明瞭となる（NBI 観察）.

図5 細径内視鏡で観察した鳥肌の内視鏡像

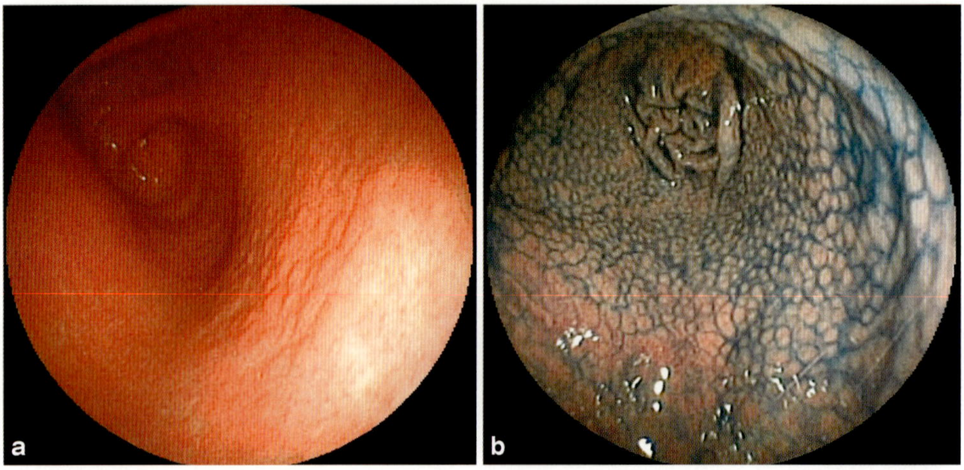

a：通常観察，b：色素撒布観察.
細径内視鏡でも鳥肌胃炎の診断は可能である.

図6 鳥肌状胃粘膜より採取した生検組織像（HE 染色）

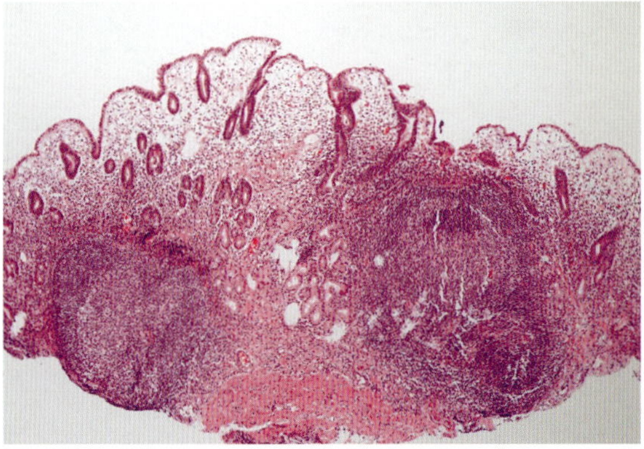

典型的な鳥肌胃炎の組織像で，高度な炎症細胞浸潤と杯中心を有する大型のリンパ濾胞を認める.

図 7　鳥肌の除菌前後内視鏡像

除菌前

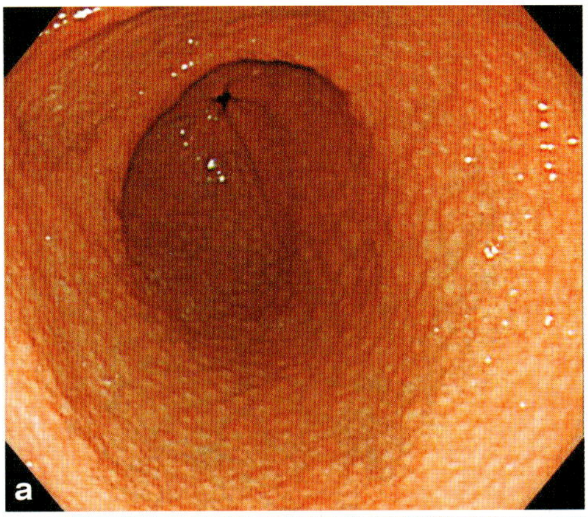

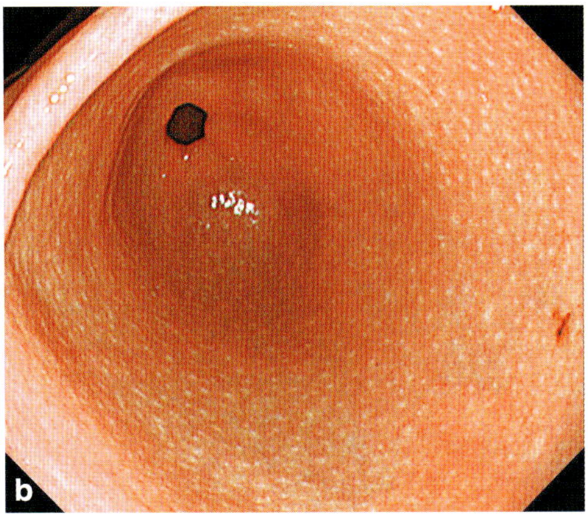

除菌
1 年後

除菌
5 年後

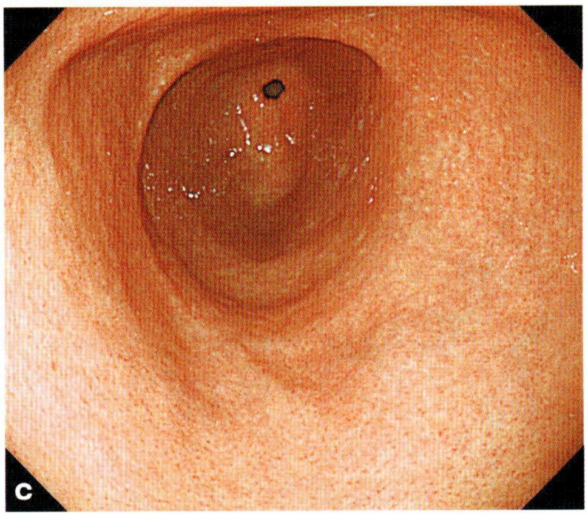

a：前庭部に小顆粒状隆起が認められる（除菌前）.

b：小顆粒状隆起は平定化するが，依然白点は残存している（除菌 1 年後）.

c：小顆粒状隆起は消失し，萎縮様粘膜となる（除菌 5 年後）.

鳥 肌

解 説

あたかも鶏の毛をむしり取った後の皮膚のように，胃粘膜に均一な小顆粒状隆起が密集して認められるものを「鳥肌状胃粘膜」と呼び，その所見は胃角部から前庭部に認められることが多い[1]（図1～5）．従来，若い女性に多い生理的現象であると考えられ，病的意義は少ないと理解されていたが，その後の研究により，鳥肌胃炎は *H. pylori* 菌の初感染によって起こる過剰な免疫応答であり，*H. pylori* 感染陽性の小児や若年者に好発する胃炎の一形態であることがわかってきた[2]．さらに，鳥肌胃炎に消化性潰瘍や胃癌などが合併する症例が報告されるようになり[3),4)]，鳥肌胃炎が若年者胃癌，とくに未分化型胃癌の発生母地として注目されている[5]．

鳥肌胃炎の内視鏡所見は結節性変化（nodularity）が特徴的で，結節隆起の中心には白色の陥凹を認め（図1c，2c），病理学的にはリンパ濾胞の増生がその本体であり（図6），除菌によりこの変化は経時的に消失する．

鳥肌胃炎における現感染を疑う所見として，小顆粒状隆起が明瞭であり，その中心に陥凹が確認できる典型所見や感染持続による平定化（いわゆる鳥肌くずれ）がある．また，隆起は平定化するが白点が残存している所見（図7）は鳥肌胃炎の感染既往が予測される．

文 献

1) 竹本忠良，水野美淳：慢性胃炎の胃鏡診断と胃生検．Gastroenterol Endosc 1962；4：310-320
2) 今野武津子，村岡俊二：小児の *Helicobacter pylori* 胃炎の特徴．Helicobacter Research 1999；3：32-37
3) Miyamoto M, Haruma K, Yoshihara M, et al：Nodular gastritis in adults is caused by *Helicobacter pylori* infection. Dig Dis Sci 2003；48：968-975
4) Miyamoto M, Haruma K, Yoshihara M, et al：Five cases of nodular gastritis and gastric cancer：a possible association between nodular gastritis and gastric cancer. Dig Liver Dis 2003；34：819-820
5) Kamada T, Haruma K, Sugiu K, et al：Case of early gastric cancer with nodular gastritis. Dig Endosc 2004；16：39-43

8 腺窩上皮過形成性ポリープ

foveolar-hyperplastic polyp

伊藤 公訓

解 説 ▶▶ p.59

図1 噴門部に発生した腺窩上皮過形成性ポリープ

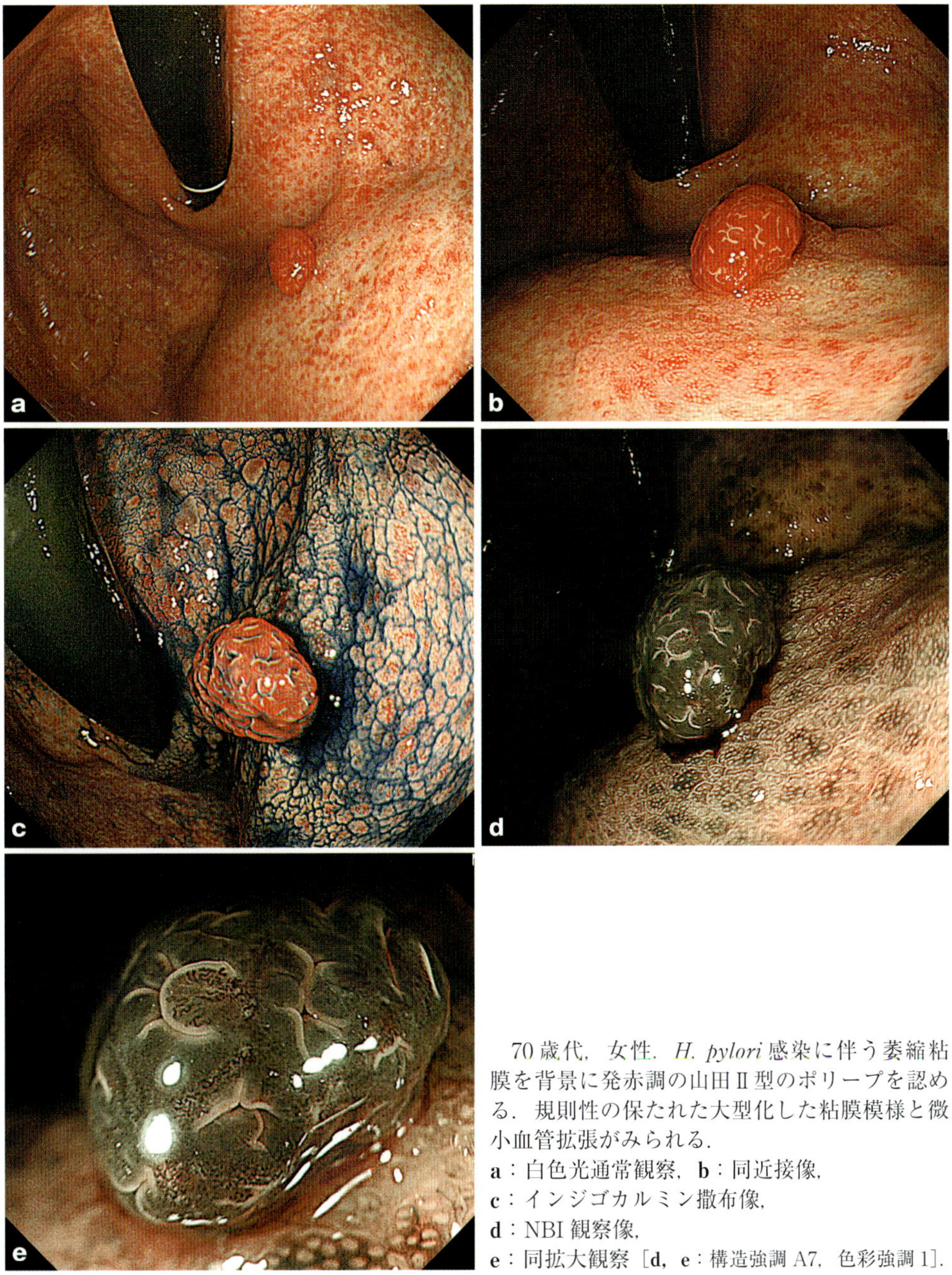

70歳代，女性．*H. pylori* 感染に伴う萎縮粘膜を背景に発赤調の山田Ⅱ型のポリープを認める．規則性の保たれた大型化した粘膜模様と微小血管拡張がみられる．

a：白色光通常観察，**b**：同近接像，
c：インジゴカルミン撒布像，
d：NBI 観察像，
e：同拡大観察［**d，e**：構造強調 A7，色彩強調 1］．

図2 除菌治療により縮小・退縮した腺窩上皮過形成性ポリープ

除菌前

除菌
2年後

除菌
5年後

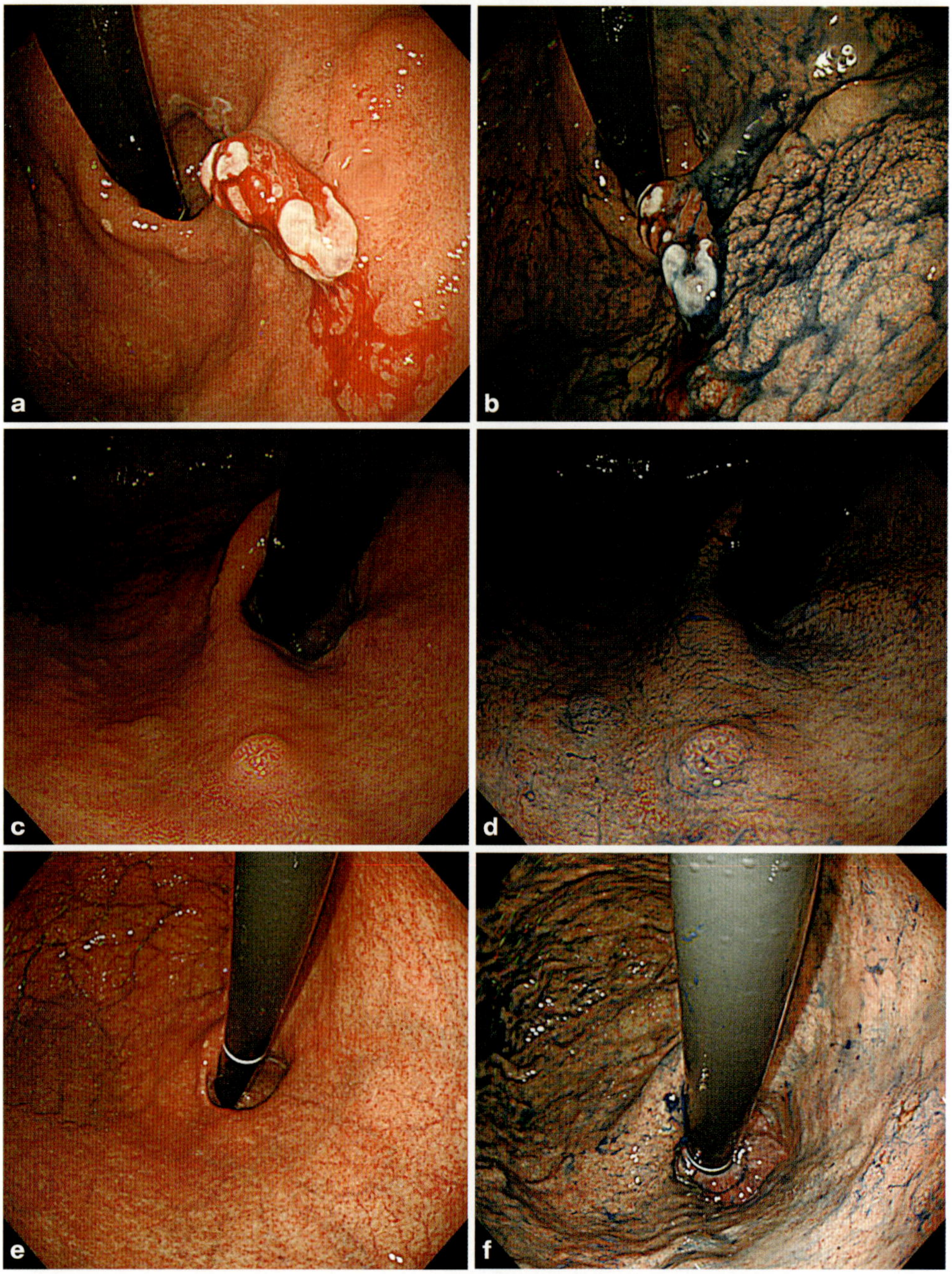

70歳代，男性．胃噴門部に易出血性，白苔付着を伴う過形成性ポリープを認めた．*H. pylori* 除菌を行ったところ5年の経過で縮小，退縮がみられた．
上段（**a**，**b**）：除菌前，中段（**c**，**d**）：除菌2年後，下段（**e**，**f**）：除菌5年後の内視鏡像．
左（**a**，**c**，**e**）は白色光通常観察，右（**b**，**d**，**f**）はインジゴカルミン撒布像．

・使用内視鏡（p.57〜58）
スコープ：GIS-H260（OLYMPUS）
光源装置：EVIS LUCERA CLV-260SL

腺窩上皮過形成性ポリープ

解 説

腺窩上皮過形成性ポリープ（foveolar-hyperplastic polyp）は，血管が豊富なため正常粘膜に比べて発赤調を呈し（図1），表面に粘液や白苔付着を伴うことが多い[1]．NBIでは粘膜模様は大型化し，微小血管の拡張を認めるが，形状は均一で規則性は保たれている[2]．噴門部から幽門部までいずれの部位にもみられる．*H. pylori* 感染に伴い，萎縮を背景とすることが多い[3]．

組織学的には，腺窩上皮の過形成性変化が主体で腺管は延長，分岐，拡張を呈する．時に再生性変化による軽度の核腫大を伴う[4]．

自然経過では不変または増大することが多く消失するものはほとんどないが，*H. pylori* 除菌を行うと消失や縮小をきたすことが多い[5]（図2）．低率ではあるが癌が併存したり，出血して鉄欠乏性貧血の原因となることもあるため内視鏡的切除が推奨されることがある．

文 献

1) 赤松泰次，下平和久，松澤正浩，他：通常光における胃隆起性病変の鑑別診断．胃と腸 2012；47：1200-1208
2) 山階 武，上堂文也，石原 立，他：胃ポリープの分類と鑑別—NBI拡大観察での特徴．胃と腸 2012；47：1209-1215
3) Haruma K, Yoshihara M, Sumii K, et al：Gastric acid secretion, serum pepsinogen I, and serum gastrin in Japanese with gastric hyperplastic polyps or polypoid-type early gastric carcinoma. Scand J Gastroenterol 1993；28：633-637
4) 八尾隆史，三富弘之，日高康博，他：胃ポリープの病理学的分類・鑑別診断と臨床的意義．胃と腸 2012；47：1192-1199
5) 大草敏史，堀内洋志，荒川廣志，他：胃ポリープの自然史とmalignant potential—腺窩上皮型過形成性ポリープ．胃と腸 2012；47：1216-1226

9 黄色腫

xanthoma

北村 晋志

解 説 ▶▶▶ p.62

図1 胃前庭部病変

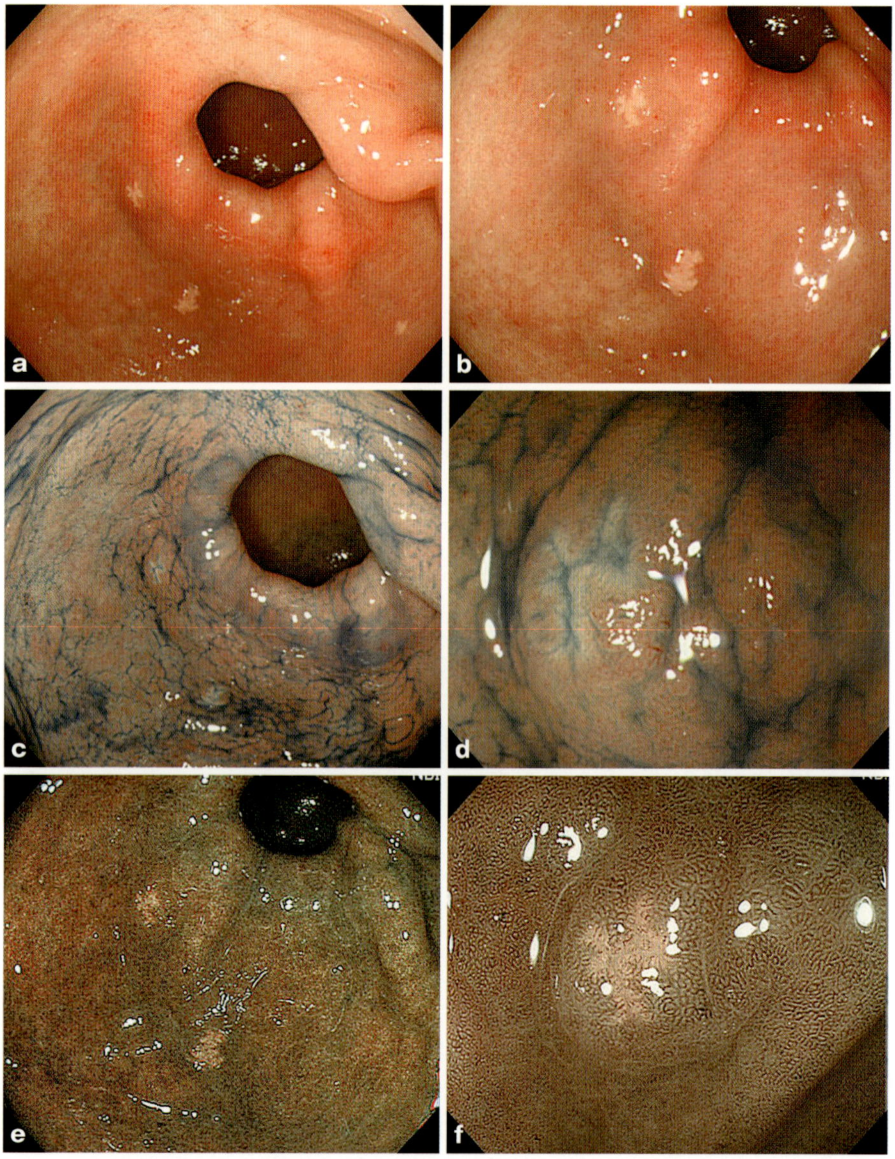

a, b：前庭部の黄色腫．幽門輪近傍に境界明瞭な星芒状の小さな黄白色斑を複数認める．
c, d：インジゴカルミン撒布像．病変は平坦であり，細顆粒状の表面構造が観察される．
e, f：NBI観察像．境界明瞭な白色調の病変として観察される．細顆粒状の表面構造が明瞭である．［構造強調B8，色彩強調1］

・使用内視鏡（p.60〜61）
スコープ：GIF-H260Z（図1），GIF-HQ290（図2）（OLYMPUS）
光源装置：EVIS LUCERA CLV-260SL（図1），EVIS LUCERA CLV-290SL（図2）（OLYMPUS）

図2 胃体部病変

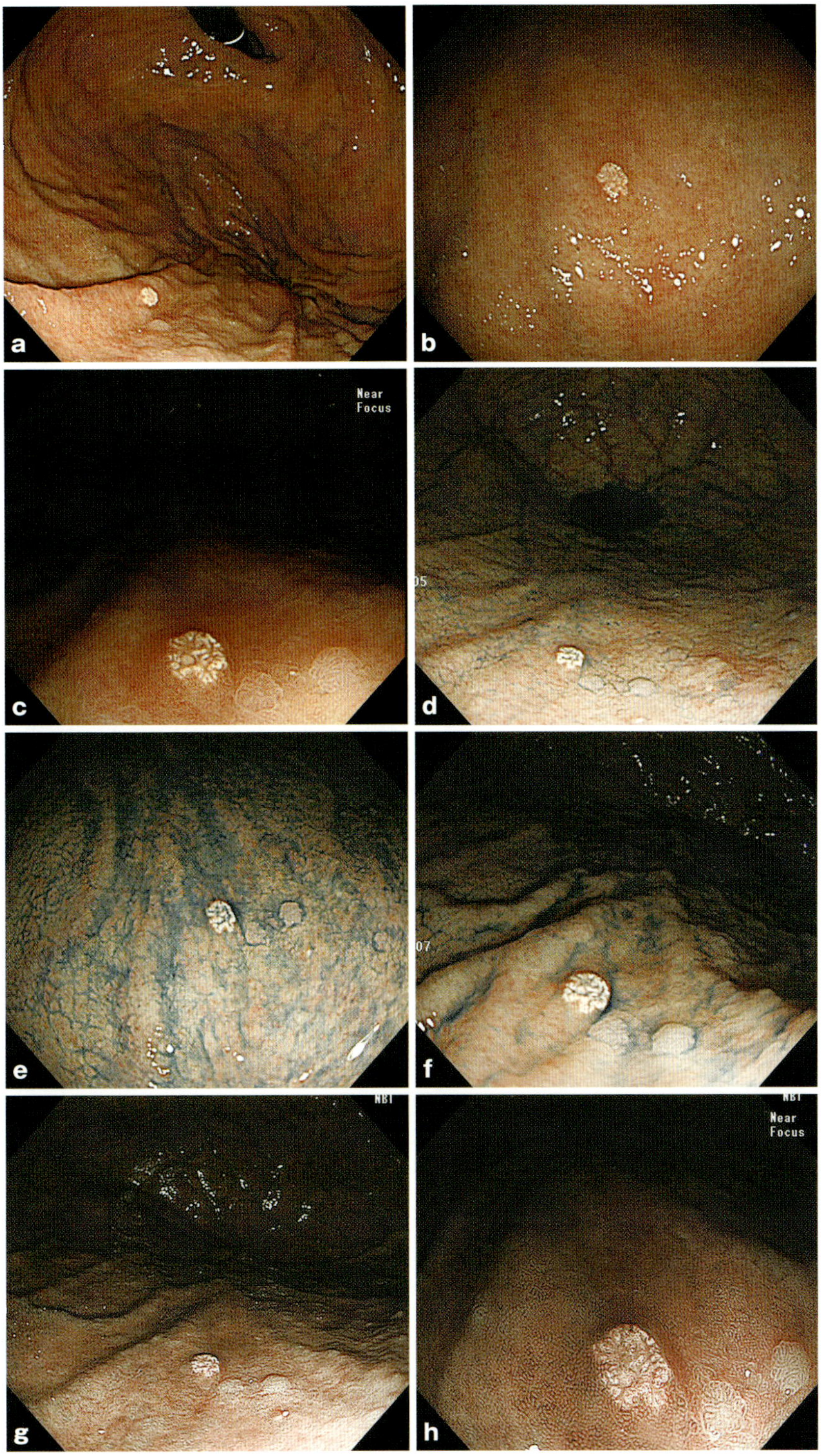

a, b, c：胃体部に認めた黄色腫．黄白色の境界明瞭な類円形の小隆起性病変を認める．細顆粒状の表面構造を呈する．

d, e, f：インジゴカルミン撒布像．境界明瞭な細顆粒状の小隆起性病変である．顆粒の間に溝状のインジゴカルミンの溜まりを認める．

g, h：NBI 観察像．境界明瞭な明るい白色調の病変として観察される．細顆粒状の表面構造を呈する．［構造強調 B8，色彩強調 1］

図3　生検組織像

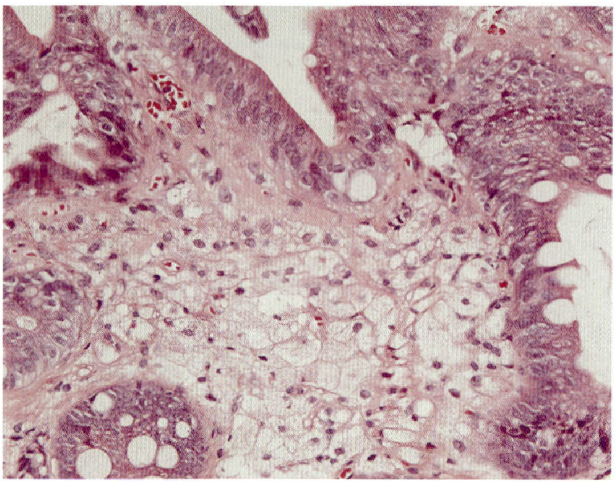

粘膜固有層の表層に細胞質の明るい空胞状の円形細胞（xanthoma cell，脂質を貪食した組織球が集簇したもの）を認める．

黄色腫

解　説

黄色腫（xanthoma/xanthelasma）は *H. pylori* 感染胃炎，または感染既往にて認められる白色～黄色調の平坦もしくは丈の低い隆起性病変であり，細顆粒状の表面構造を呈す（図1，2）．組織像（図3）では粘膜固有層の表層に細胞質の明るい空胞状の円形細胞が観察され（xanthoma cell），脂質を貪食した組織球が集簇した像と考えられている．

黄色腫は *H. pylori* 除菌後にも残存する．

文　献

1) Kimura K, Hiramoto T and Buncher CR：Gastric xanthelasma. Arch Pathol　1969；87：110-117
2) Kaiserling E, Heinle H, Itabe H, et al：Lipid islands in human gastric mucosa：morphological and immunohistochemical findings. Gastroenterology　1996；110：369-374
3) Hori S, Tsutsumi Y：*Helicobacter pylori* infection in gastric xanthomas：immunohistochemical analysis of 145 lesions. Pathol Int　1966；46：589-593
4) Sekikawa A, Fukui H, Maruo T, et al：Gastric xanthelasma may be a warning sign for the presence of early gastric cancer. J Gastroenterol Hepatol　2014；29：951-956

10 陥凹型びらん

depressive erosion

平田　喜裕

解 説 ⇒ p.65

図1　幽門輪小彎の小陥凹型びらん

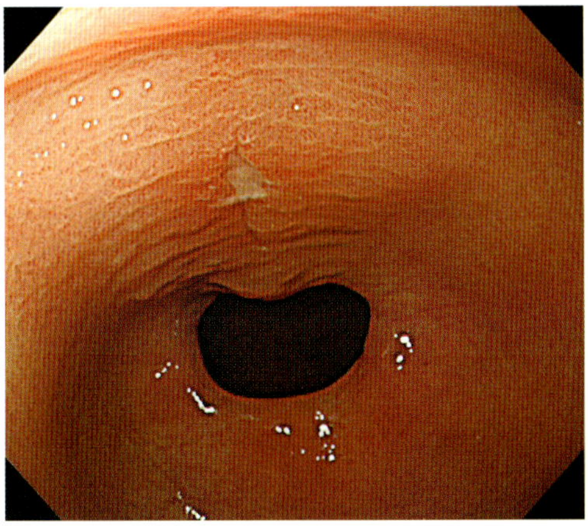

H. pylori 陰性の胃粘膜に生じた陥凹型びらん.

図2　幽門輪周囲の多発陥凹型びらん

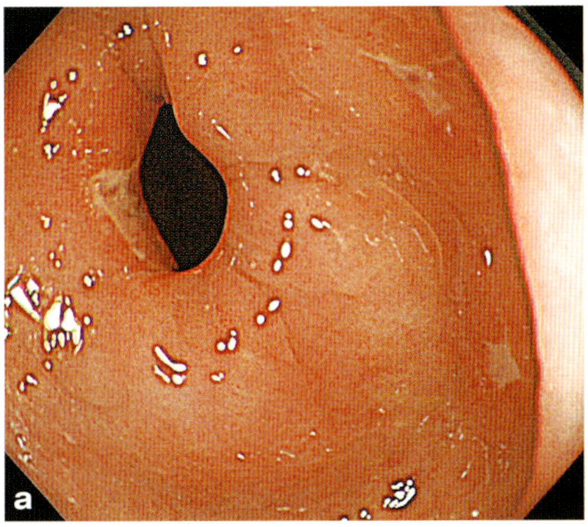

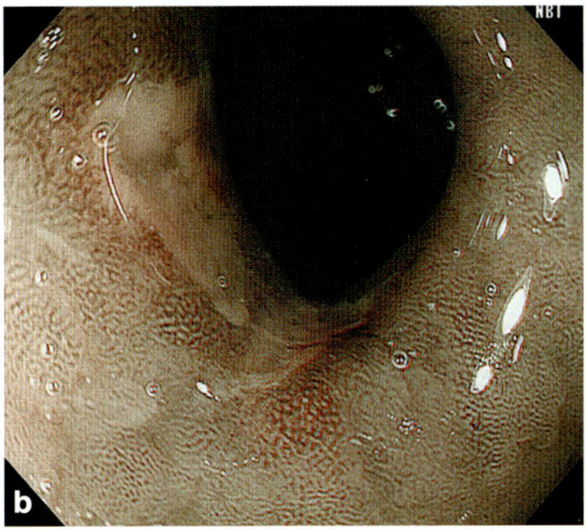

H. pylori 陽性の胃粘膜に生じた陥凹型びらん.
a：通常観察, **b**：NBI［構造強調 B8, 色彩強調 1］.

・使用内視鏡（p.63～65）
スコープ：GIF-Q240X（図 1, 図 4c, 図 5b）, GIF-XQ240（図 4a・b）, GIF-H260（図 5a）, GIF-H260Z（図 2, 図 3）（OLYMPUS）
光源装置：EVIS LUCERA CLV-260SL（OLYMPUS）

図3 前庭部後壁の陥凹型びらん

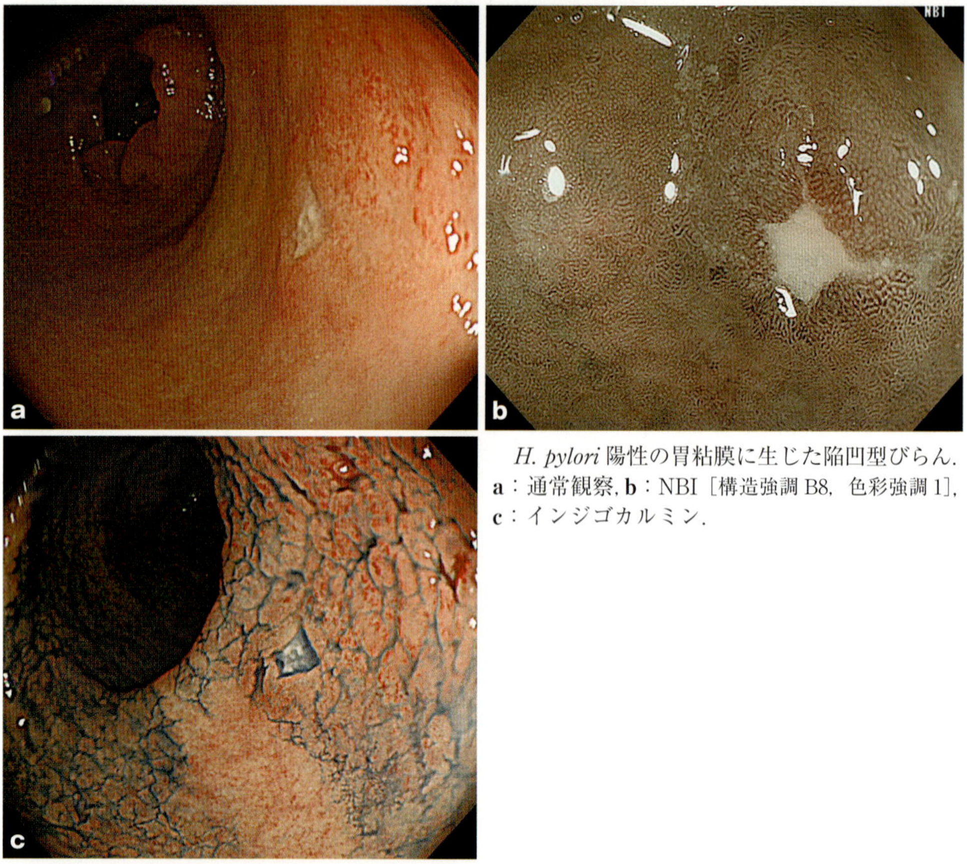

H. pylori 陽性の胃粘膜に生じた陥凹型びらん.
a：通常観察, **b**：NBI［構造強調 B8, 色彩強調 1］,
c：インジゴカルミン.

図4 NSAID 服用中の関節リウマチ患者の陥凹型びらん

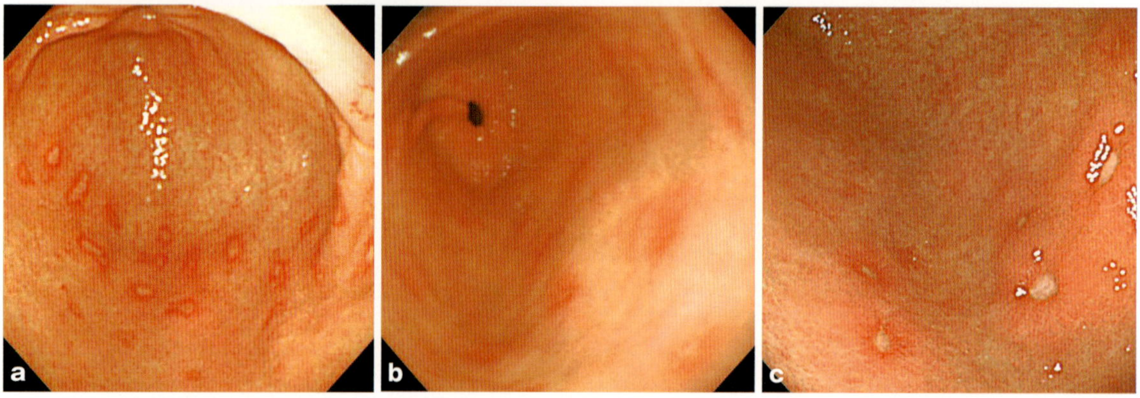

前庭部大彎の多発陥凹型びらん. **a**：初回内視鏡時, **b**：NSAID 休薬後, **c**：NSAID 再投与後.

図 5　胃体中部の陥凹型びらん

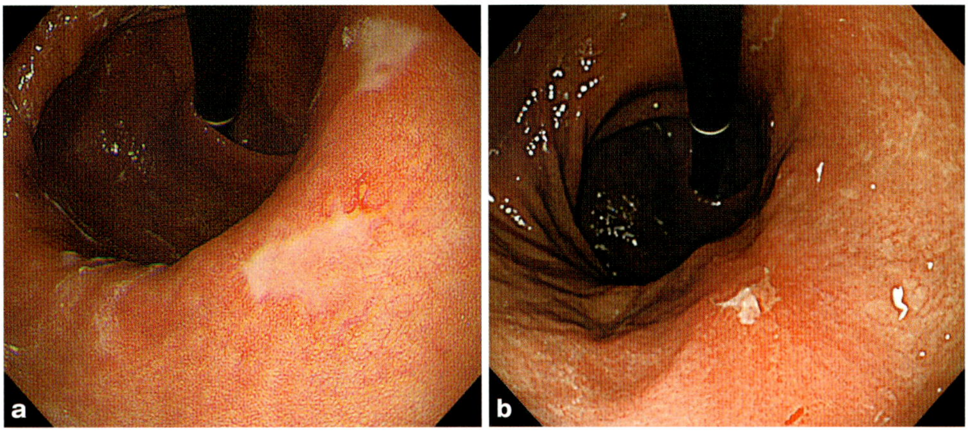

関節リウマチでステロイド，免疫抑制薬服用中の患者にみられた浅い陥凹型びらん．病理組織の免疫染色で CMV（cytomegalovirus）陽性．**a**：治療前，**b**：抗ウイルス治療後．

陥凹型びらん

解 説

びらんとは，上皮が欠損して連続性が失われている状態であり，びらん部は周辺より陥凹している．欠損部周辺の上皮細胞部分が平坦で，びらん部が陥凹として認識されるものを陥凹型びらん（depressive erosion）と称する（図 1～3）．組織学的には，粘膜筋板より浅い粘膜層にとどまる上皮細胞欠損（胃潰瘍の深達度で表すと Ul-Ⅰ）である．

酸分泌，化学物理的刺激，薬剤（図 4），*H. pylori* 感染，また *H. pylori* 除菌治療（に伴う酸分泌の回復），ウイルス感染（図 5）などが原因として考えられており，しばしば多発する[1)～5)]．とくに単発の場合は，早期癌との鑑別が重要である．

文 献

1) Kato T, Yagi N, Kamada T, et al；Study Group for Establishing Endoscopic Diagnosis of Chronic Gastritis：Diagnosis of *Helicobacter pylori* infection in gastric mucosa by endoscopic features：a multicenter prospective study. Dig Endosc　2013；25：508-518
2) Toljamo KT, Niemelä SE, Karvonen AL, et al：Evolution of gastritis in patients with gastric erosions. Scand J Gastroenterol　2005；40：1275-1283
3) Kodama T, Fukuda S, Takino T, et al：Gastroduodenal cytomegalovirus infection after renal transplantation. Fiberscopic observations. Endoscopy　1985；17：157-158
4) 渡辺一宏，星谷　聡，徳永健吾，他：*H. pylori* 除菌成功後に発生する上部消化管粘膜病変の臨床的重要性の検討．Gastroenterol Endosc　2000；42：807-815
5) 菅野健太郎：NSAID と消化管障害．日消誌　2009；106：321-326

11 RAC

regular arrangement of collecting venules

八木 一芳

解 説 ⋙ p.67

図1 胃体下部のRAC像

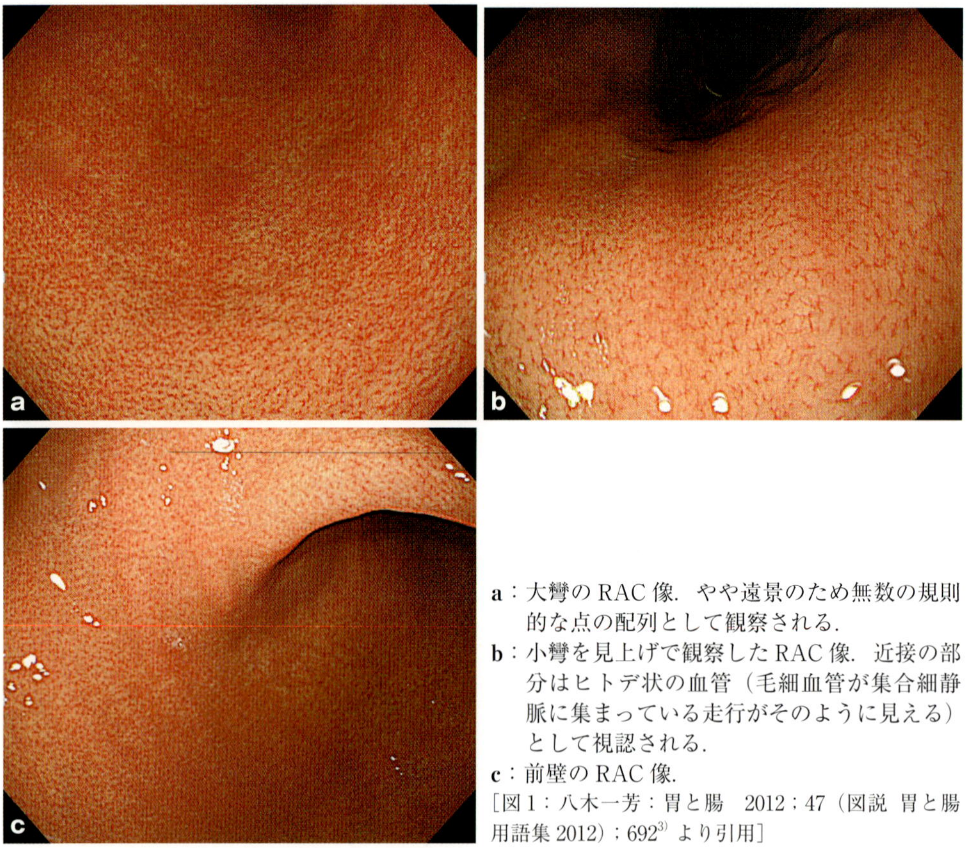

a：大彎のRAC像．やや遠景のため無数の規則的な点の配列として観察される．
b：小彎を見上げで観察したRAC像．近接の部分はヒトデ状の血管（毛細血管が集合細静脈に集まっている走行がそのように見える）として視認される．
c：前壁のRAC像．
［図1：八木一芳：胃と腸 2012；47（図説 胃と腸用語集 2012）；692[3] より引用］

図2 胃角から前庭部小彎のRAC像

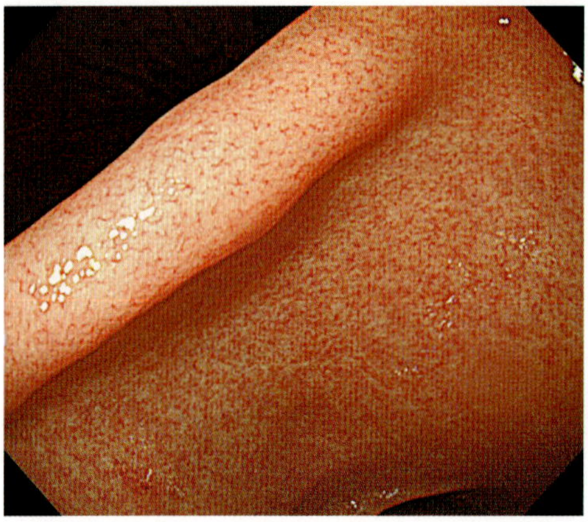

胃角は近接のためヒトデ状血管として視認できる．前庭部は遠景のため無数の点の規則的配列として視認される．
［図2：八木一芳：胃と腸 2012；47（図説 胃と腸用語集 2012）；692[3] より引用］

RAC

解 説

RAC（regular arrangement of collecting venules）とは内視鏡的に「胃体部に集合細静脈が規則的に配列する像」を示す．遠景では「無数の点」として視認され（図1a），近接では「ヒトデ状の模様が整然と配列する像」として視認される（図1b）．このようなRAC像が胃体部全体に観察される場合をRAC陽性として *H. pylori* 未感染の正常胃と判定する，と定義して報告されている[1),2)]．RAC陽性の場合は95％の正診率で *H. pylori* 未感染の正常胃を診断できる[1),2)]．

十二指腸潰瘍など萎縮領域が狭い *H. pylori* 感染胃では体上部にはRAC類似内視鏡像（ニセRAC）が観察されることがあるが，これは前庭部優位胃炎で体上部まで炎症があまり及んでいないためである．このような症例でも体下部や胃角部ではRAC像が消失していることが多い．RAC陽性か否かの判定は体下部または胃角部で行うことを筆者は推奨している（図1c）．典型的な *H. pylori* 未感染の正常胃では胃角から前庭部小彎にもRAC像が観察される（図2）[1)]．

文 献

1) 八木一芳，中村厚夫，関根厚雄，他：*Helicobacter pylori* 陰性・正常胃粘膜内視鏡像の検討．Gastroenterol Endosc　2000；42：1977-1987
2) Yagi K, Nakamura A and Sekine A：Characteristic endoscopic and magnified endoscopic findings in the normal stomach without *Helicobacter pylori* infection. J Gastroenterol Hepatol　2002；17：39-45
3) 八木一芳：RAC．胃と腸　2012；47（増刊 図説 胃と腸用語集 2012）：692

・使用内視鏡（p.66）
スコープ：GIF-H260Z（OLYMPUS）
光源装置：EVIS LUCERA CLV-260SL（OLYMPUS）

12 胃底腺ポリープ

fundic gland polyp

井上 和彦

解 説 ≫ p.70

図1 胃底腺ポリープ (1)

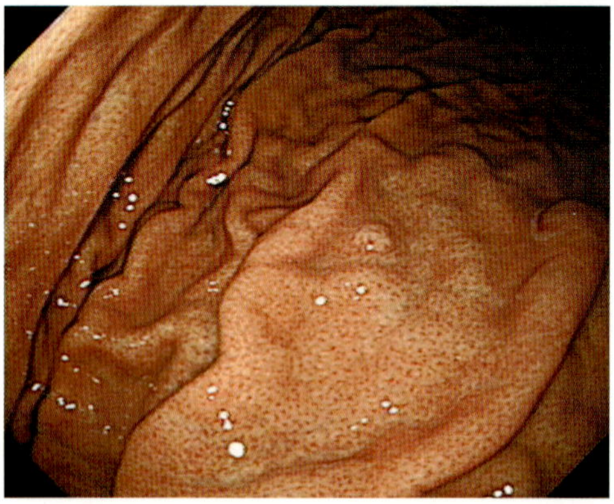

H. pylori 未感染の正常胃粘膜の胃底腺領域に，周囲粘膜と同色調の小さな山田Ⅱ型隆起を認める．

図2 胃底腺ポリープ (2)

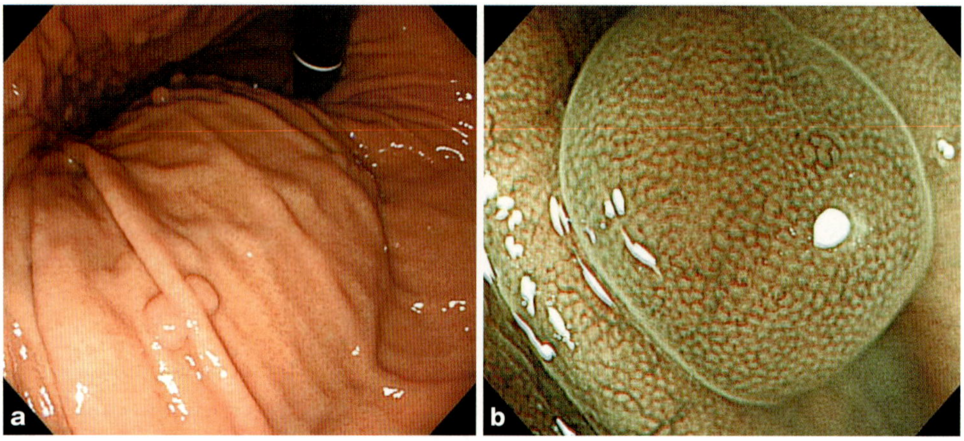

a：胃体部に多発する山田Ⅱ型のポリープを認める．
b：NBI 拡大観察では円形～楕円形の腺窩開口部を認める．

図3　胃底腺ポリープ（3）

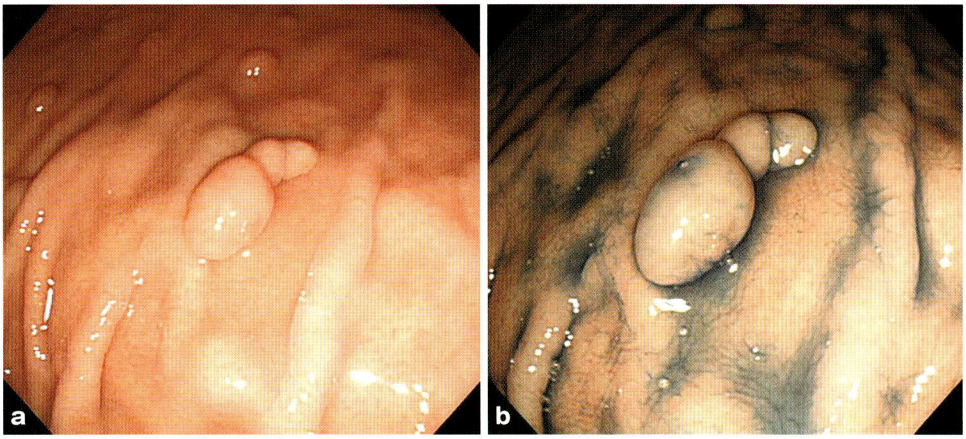

a：やや大きなポリープは山田Ⅲ型の形態を示し，**b**：色素撒布にても表面は平滑である．

図4　胃底腺ポリープ（4）

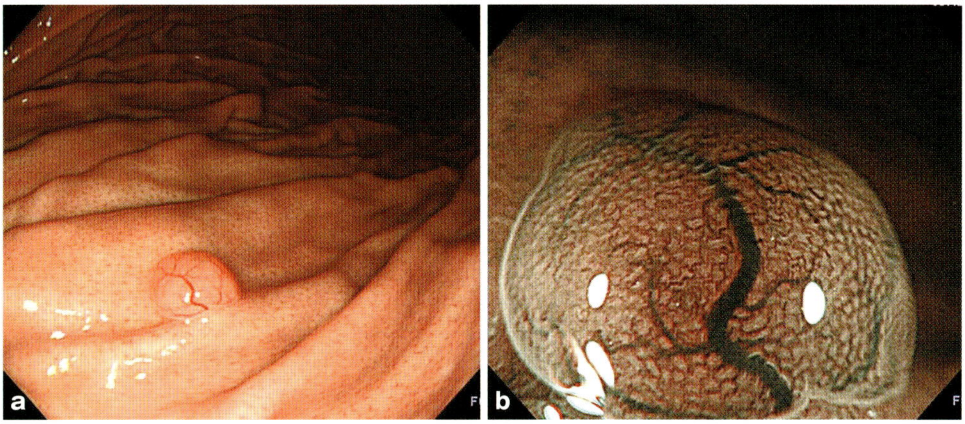

a：ポリープの表面には拡張した血管を認め，**b**：NBI 拡大観察ではシアン調の血管として認識される．

図5　組織学的所見

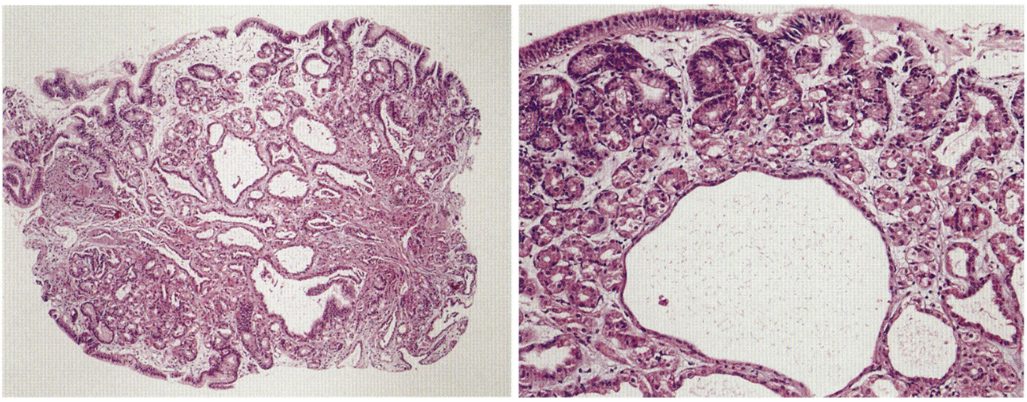

胃底腺組織の過形成，嚢胞状拡張腺管を特徴とする．

図6 家族性大腸腺腫症にみられた胃底腺ポリポーシス

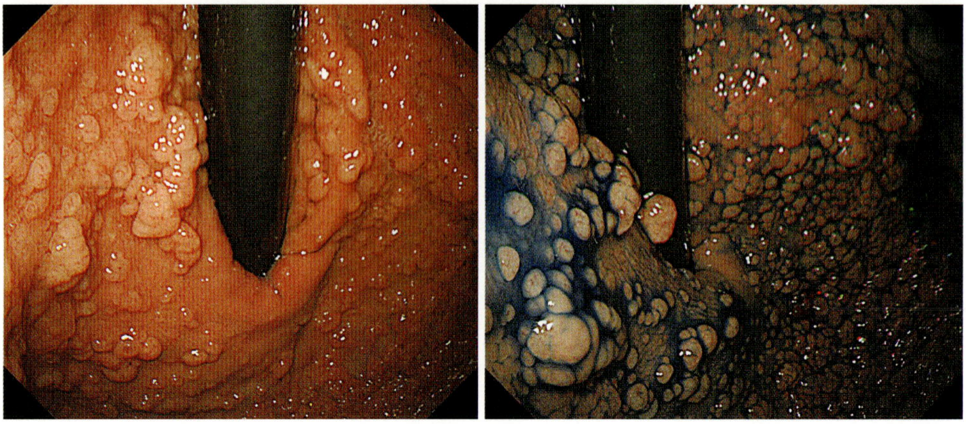

胃底腺ポリープ

解 説

胃底腺領域（胃体部や胃穹窿部）に発生するポリープ（fundic gland polyp）である．多くは数mmと小さく，周囲粘膜と同色調で平滑であり，山田Ⅱ型を呈する（図1，2）．5mm以上になると山田Ⅲ型を呈するようになる（図3）．NBI観察では円形～楕円形の腺窩開口部を認め（図2b），拡張したシアン調の血管を伴うこともある（図4b）．

組織学的（図5）には胃底腺組織の過形成，嚢胞状拡張腺管を特徴とする隆起性病変である[1]．

H. pylori 未感染の炎症も萎縮もない正常胃粘膜にみられることが大部分であり，胃癌発生リスクはきわめて低い[2)～4)]．プロトンポンプ阻害薬長期投与で新たに発生したり，増大することがある[5]．また，*H. pylori* 除菌成功後に出現することもある．

なお，家族性大腸腺腫症に伴う胃底腺ポリポーシスでは癌の発生母地となる可能性もある（図6）．

文 献

1) 鎌田智有，井上和彦，青木利佳，他：胃ポリープの自然史と malignant potential―胃底腺ポリープ．胃と腸　2012；47：1227-1234
2) 春間　賢，隅井浩治，森川章彦，他：胃底腺性過形成性ポリープの背景胃粘膜の検討．日消誌　1989；86：851-857
3) 上村直実，向井俊一，山口修司，他：胃底腺ポリープ症例の背景胃粘膜に関する臨床的検討―特に胃癌症例との対比について．Gastroenterol Endosc　1993；35：2663-2671
4) Inoue K, Fujisawa T and Haruma K：Assessment of degree of health of the stomach by concomitant measurement of serum pepsinogen and serum *Helicobacter pylori* antibodies. Int J Biol Markers　2010；25：207-212
5) Hongo M and Fujimoto K；Gastric Polyps Study Group：Incidence and risk factor of fundic gland polyp and hyperplastic polyp in long-term proton pump inhibitor therapy：a prospective study in Japan. J Gastroenterol　2010；45：618-624

13 稜線状発赤

red streak

大和田　進　　乾　正幸
蘇原　直人　　乾　純和

解　説 ▶▶ p.74

図 1　稜線状発赤（1）

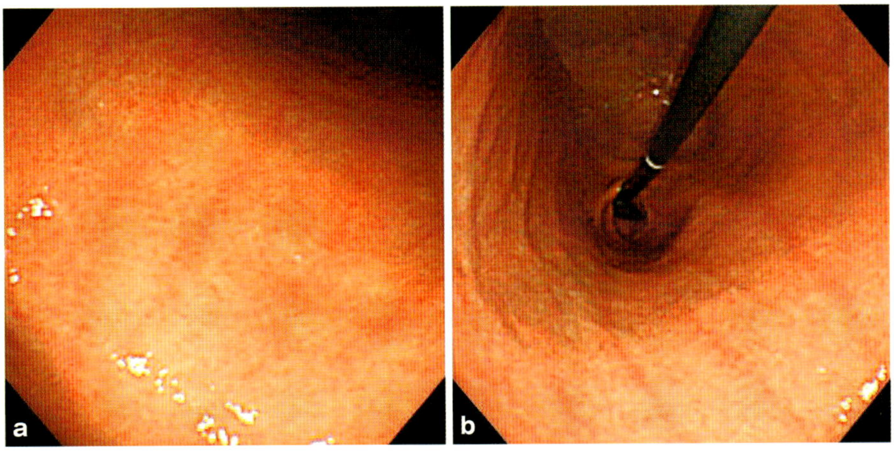

77 歳，女性．症状なし．

a：胃体部小彎に無数の淡紅色の稜線状発赤を認める．

b：胃体部小彎の背景粘膜に RAC（regular arrangement of collecting venules）を認め，無数の淡紅色の稜線状発赤を認める．

図 2　稜線状発赤（2）

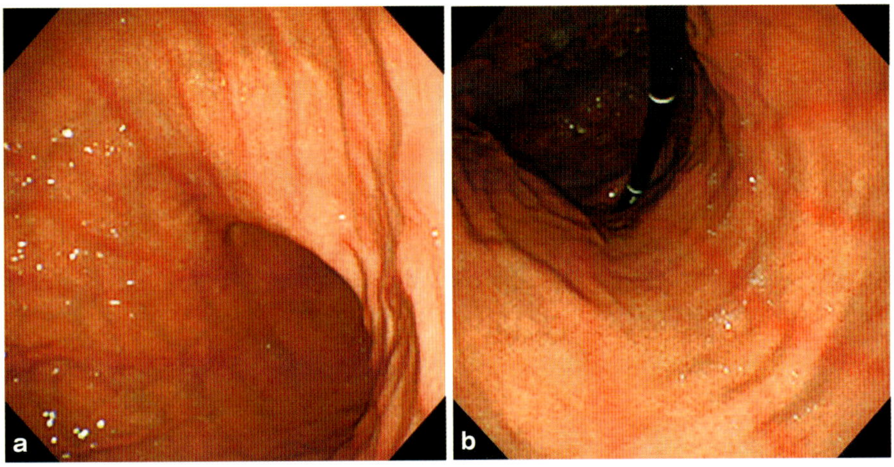

64 歳，男性．症状なし．

a：胃体部小彎から大彎に無数の鮮紅色の稜線状発赤を認める．

b：胃体部小彎の背景粘膜に RAC を認め，無数の鮮紅色の稜線状発赤を認める．

図3　稜線状発赤（3）

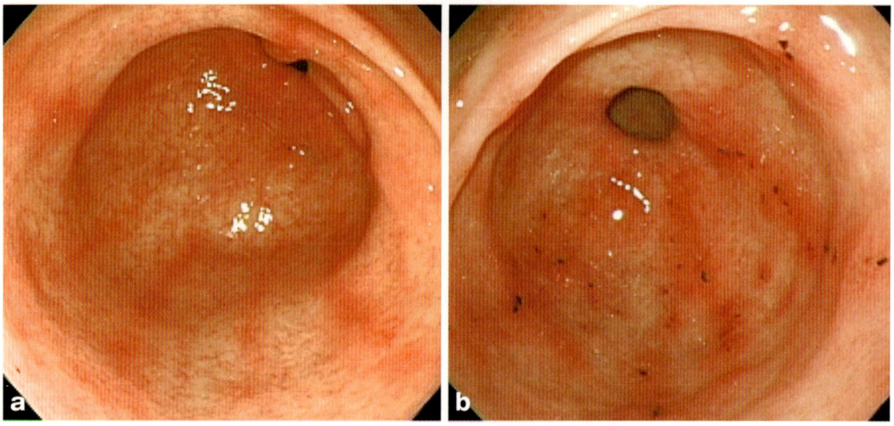

a：57歳，男性．軽い腹痛．胃前庭部大彎に無数の一部帯状に膨化した稜線状発赤を認め，軽い腹痛を訴えた．
b：69歳，男性．軽い腹痛．図3aと同様に胃前庭部大彎に無数の一部帯状に膨化した稜線状発赤を認め，ヘマチンが付着し，軽い腹痛を訴えた．

図4　稜線状発赤（4）

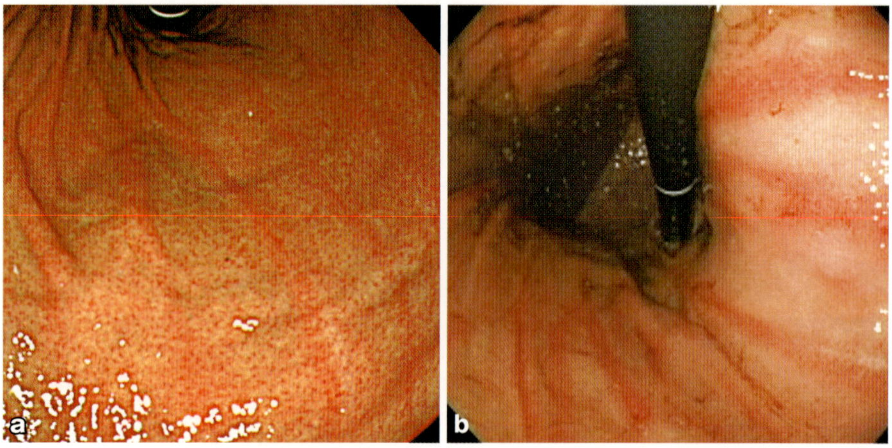

a：70歳，女性．腹痛．色彩レベルと構造強調レベルを上げたような胃粘膜であり，胃体部小彎に無数の稜線状発赤を認めた．RACも充血しているように発赤が強調されている．強い腹痛を訴えた．
b：57歳，女性．症状なし．胃体部小彎から大彎の胃全体に無数の鮮紅色の稜線状発赤を認め，小彎側の稜線状発赤は帯状に膨化していた．頂上には一部にびらんを認め，大彎側の稜線状発赤にはヘマチンの付着も認める．しかし，この症例は腹痛がなかった．

・使用内視鏡（p.71～73）
スコープ：GIF-XP260N（図1），GIF-XP260NS（図2），GIF-H260（図3～5）（OLYMPUS）
光源装置：EVIS LUCERA SPECTRUM CLV-260NBI（図1），EVIS LUCERA ELITE CLV-290（図2），EVIS LUCERA SPECTRUM CLV-260SL（図3～5）（OLYMPUS）

図5 稜線状発赤（5）

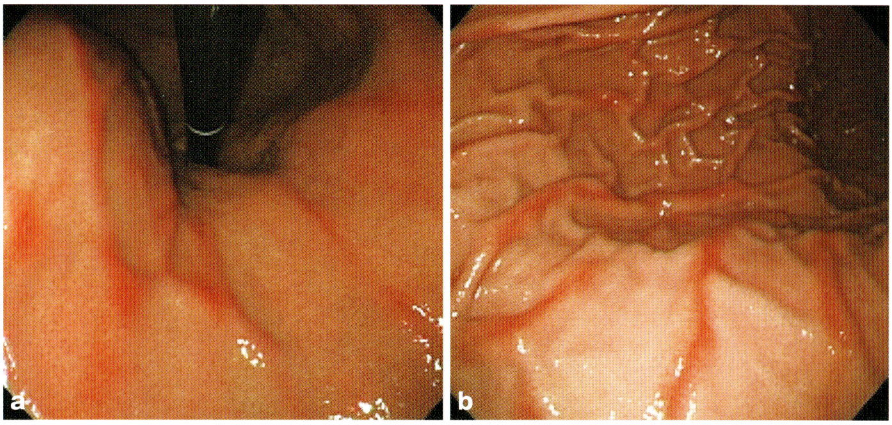

16歳，男性．腹痛．

a：胃体部小彎にRACを認める粘膜に，3条で一部帯状に膨化した中等度鮮紅色の稜線状発赤を認める．

b：胃体部大彎に4条の強度鮮紅色の稜線状発赤を認め，それらの頂上にはびらんも認め，強い腹痛を訴えた．

稜線状発赤

解 説

稜線状発赤（red streak）は胃の長軸方向に縦走する帯状の発赤で，数条がほぼ平行に走る[1)]．一般に皺襞の頂上部にみられ，その昔，ドイツ語のKammrötung[2)]から櫛状発赤とされたが，近年になり日本消化器内視鏡学会で櫛状発赤は誤記とされ，稜線状発赤に改められた[1)]．発赤〔redness（erythema, hypermia）〕は周辺の粘膜より赤く，見分けられ，近接すると微小な多数の赤い点の集合でpink specklingと呼ばれている．時に，帯状の発赤の中心に，線状，溝状の白苔を伴う陥凹がみられる．また，ヘマチン付着がみられることがある．胃体部小彎や前庭部大彎に限局するものから，胃体部大彎から全胃に及ぶものまである（**図1，2**）．稜線状発赤は淡いものから，鮮明な赤色まであり，軽度，中等度，高度と分けられている[3)]．胃が収縮したときに胃液と接する面の発赤であり，拡大内視鏡で観察すると，粘膜表層の微細血管（capillary network）のうっ血であることがわかる．

稜線状発赤は一般に*H. pylori*未感染の胃炎のない粘膜にみられ（図1〜5は全例，未感染），除菌後にもみられる[4)]．女性の若年者に多く，年齢が増すとともに減少する．稜線状発赤の高度例は腹痛を有する頻度が高いと考えられている[5)]（**図3〜5**）．

稜線状発赤の成因は明らかでなく，機能的なものが考えられている．病理学的所見も特異的ではない．中心部に溝状陥凹を認める例では，浮腫や細胞浸潤などの急性炎症の像をとる．稜線状発赤が表層性胃炎の一つの所見とされていたが，病理学的な胃炎としては矛盾が指摘されている[3)]．

切除胃でも稜線状発赤様所見がみられるが，これは胆汁の逆流による炎症と考えられている．

文 献

1) 日本消化器内視鏡学会用語委員会 編：内視鏡所見に関する用語 各論．消化器内視鏡用語集（第3版）．2011，90-91，医学書院，東京
2) Henning N：Krankheiten des Magens. In：Lehrbuch der Verdauungskrankheiten. 1949, p.118，Georg Thieme，Stuttgart
3) 岡崎幸紀，竹尾幸子：稜線状発赤（Kammrötung）．胃と腸 2012；47（増刊 図説 胃と腸用語集 2012）：691
4) 上村直実：*H. pylori*感染と内視鏡像．Gastroenterol Endosc 2005；47：2139-2145
5) 岩井 力，北洞哲治，伊東ひろみ，他：胃粘膜組織内発生活性酸素量よりみたKammrötungの検討．Gastroenterol Endosc 1993；35：1711

14 隆起型びらん

raised erosion

河合　隆

解　説 ▶▶ p.76

図1　*H. pylori* 陰性症例

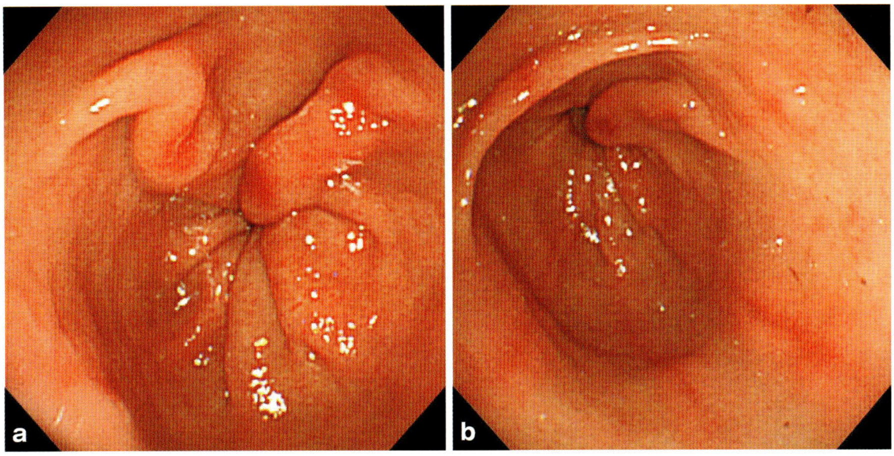

50 歳代，*H. pylori* 陰性（UBT 値：0.3‰）症例．

a：幽門部小彎，後壁に沿って隆起型びらんを認める．びらんの中心に白色陥凹を伴っている．

b：大彎側には稜線状発赤を伴っている．

図2　*H. pylori* 陽性症例

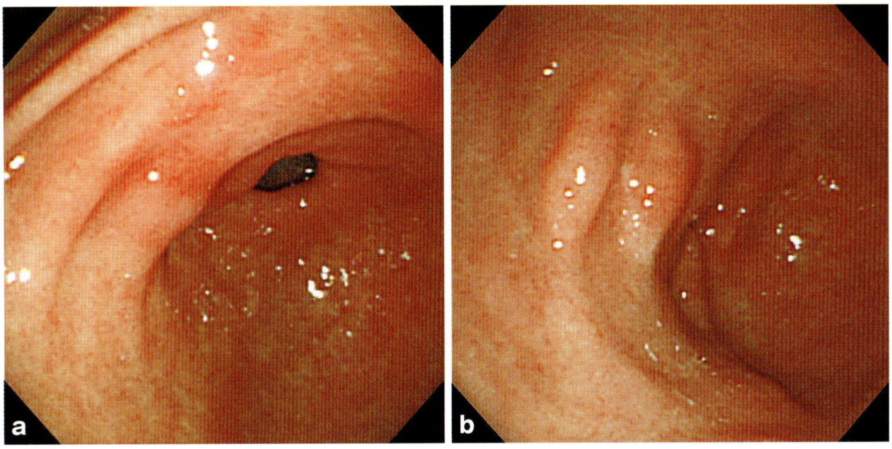

a：60 歳代，*H. pylori* 陽性（UBT 値：3.2‰）の症例．幽門部小彎全体に，浮腫状で発赤を伴う，なだらかな隆起型びらんを認める．

b：70 歳代，*H. pylori* 陽性（UBT 値：41.9‰）の症例．幽門前部小彎に，短軸方向に伸びる隆起型びらんを認める．

隆起型びらん

解 説

隆起型びらん（raised erosion）とは，いわゆるたこいぼびらんで，updated Sydney systemの胃炎分類にも記載されている[1]．ポリープ状，棍棒状，数珠状などの形態をとることがあり，ほとんどは多発するが，単発のこともある．さらに白色陥凹を中心部に伴うことが多い．前庭部に多いが，体部にも認められる．*H. pylori*感染に関しては，Katoらの報告においても隆起型びらんの存在と*H. pylori*感染の関係は少ないという結果であった[2]．

さらに，*H. pylori*感染の有無と内視鏡的な形態的特徴として，*H. pylori*陰性隆起型びらん（**図1**）は，小彎側にいぼ状びらんとして認めることが多く，小彎側（長軸方向）に隆起し，稜線状発赤を随伴することが多い．また，粘膜全体の浮腫性変化は伴わないことが多い．一方*H. pylori*陽性隆起型びらん（**図2**）では，同様に小彎側にびらんを認めることが多いが，前・後壁（短軸方向）に隆起し，稜線状発赤を随伴することはまれ．また粘膜全体の浮腫性変化を伴うことが多い．

文 献

1) Dixon MF, Genta RM, Yardley JH, et al：Classification and grading of gastritis. The updated Sydney System. International Workshop on the Histopathology of Gastritis, Houston 1994. Am J Surg Pathol 1996；20：1161-1181

2) Kato T, Yagi N, Kamada T, et al；Study Group for Establishing Endoscopic Diagnosis of Chronic Gastritis：Diagnosis of *Helicobacter pylori* infection in gastric mucosa by endoscopic features：a multicenter prospective study. Dig Endosc 2013；25：508-518

・使用内視鏡（p.75）
スコープ：GIF-XP260NS（OLYMPUS）
光源装置：EVIS LUCERA CLV-260SL（OLYMPUS）

15 ヘマチン

hematin

増山 仁徳

解 説 ⋙ p.78

図 1 *H. pylori* 未感染胃にみられた前庭部のヘマチン

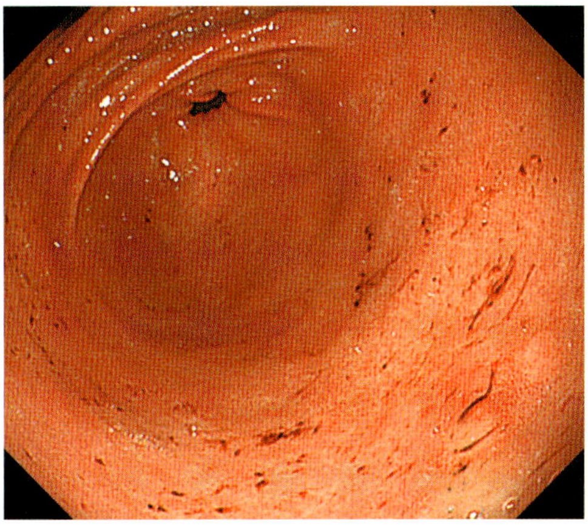

図 2 *H. pylori* 除菌後にみられたヘマチン

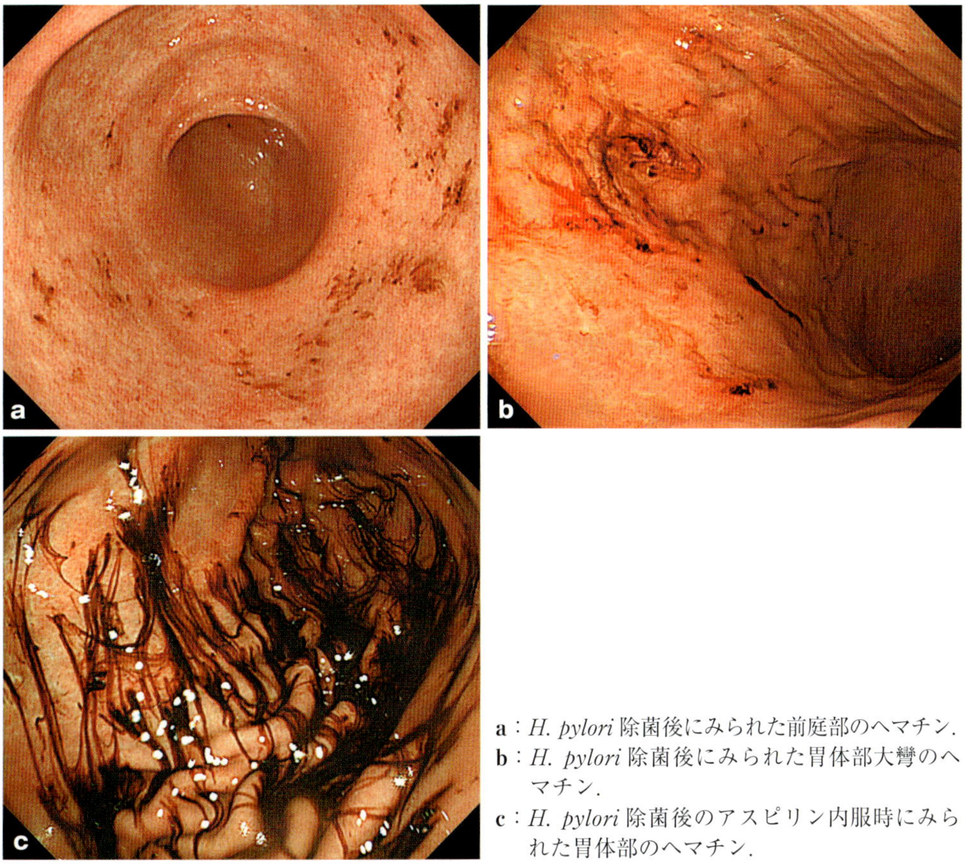

a：*H. pylori* 除菌後にみられた前庭部のヘマチン.
b：*H. pylori* 除菌後にみられた胃体部大彎のヘマチン.
c：*H. pylori* 除菌後のアスピリン内服時にみられた胃体部のヘマチン.

ヘマチン

解 説

胃粘膜に付着しているヘマチン（hematin）は古い血液成分であるが，ほとんどの場合胃粘膜出血が原因と考えられる．

ヘマチンの付着は *H. pylori* 未感染者の胃粘膜にしばしばみられる（**図1**）ことは周知の事実であるが，最近は除菌後の胃粘膜変化（**図2a，b**）としても報告されている[1, 2]．その他，*H. pylori* 感染者や，NSAIDs，アスピリン，抗血栓薬の服用者でもみられることがある．*H. pylori* 未感染例におけるヘマチン付着の発生頻度は，自験例の *H. pylori* 未感染100例に対して，15.0％であった．

H. pylori 除菌後のヘマチンの発生頻度は4.8[1]～17.5％[2]と報告されており，病変は除菌直後から生じるものが多く，発生部位は胃内どの部位にもみられるが，胃下部（胃角部，前庭部）に多いとされる[2]．

その原因としては，除菌成功例における胃酸分泌の回復に起因していると推測されている[3]．また，未感染例では胃酸分泌機能がよく保たれていることが一因と考えられる．ヘマチンの付着は通常問題とならないが，抗血栓薬服用者では時に重症化する場合もあり（**図2c**）注意を要する．

文 献

1) 小野尚子，加藤元嗣，鈴木美櫻，他：*H. pylori* 除菌後にみられる胃びらん・発赤における良悪性の鑑別．消化器内視鏡　2011；23：1761-1766
2) 松久威史，日下部史郎，前田昭太郎，他：*Helicobacter pylori* 除菌後にみられる食道，胃，十二指腸病変の観察．Therapeutic Research　2001；22：1872-1874
3) El-Omar EM, Oien K, El-Nujumi A, et al：*Helicobacter pylori* infection and chronic gastric acid hyposecretion. Gastroenterology　1997；113：15-24

・使用内視鏡（p.77）
スコープ：GIF-PQ260（図1，図2a），GIF-H260（図2b・c）（OLYMPUS）
光源装置：EVIS LUCERA CLV-260SL（OLYMPUS）

16 体部びらん

erosion

中島 滋美

解 説 ▶▶▶ p.82

図1 *H. pylori* 未感染の胃にできた体部びらん（頂上型びらん）

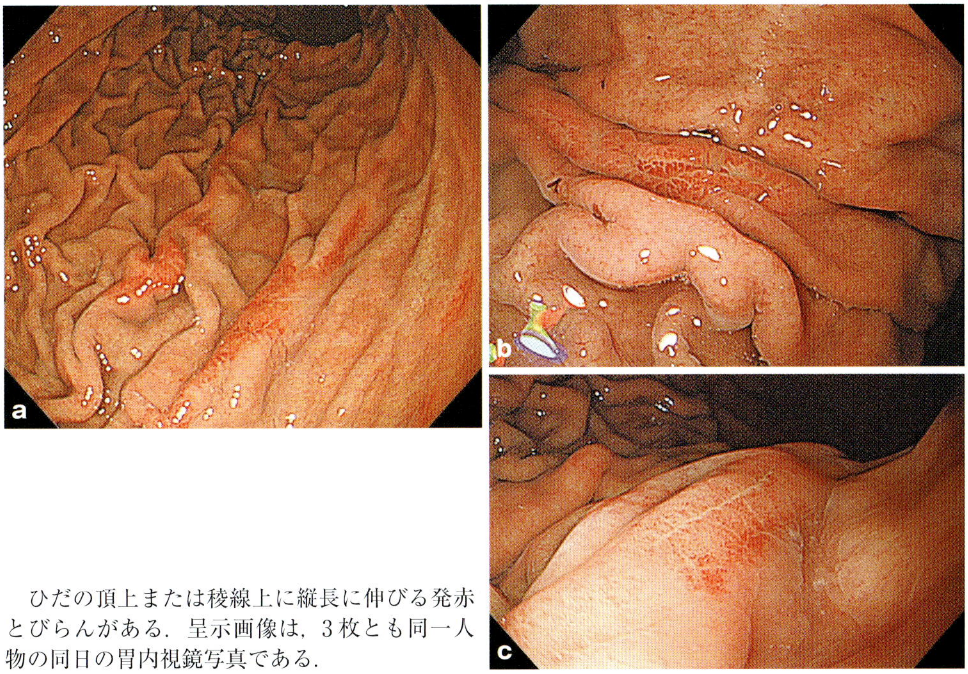

ひだの頂上または稜線上に縦長に伸びる発赤とびらんがある．呈示画像は，3枚とも同一人物の同日の胃内視鏡写真である．

図2 *H. pylori* 除菌後の胃にできた体部びらん（隆起型びらん）

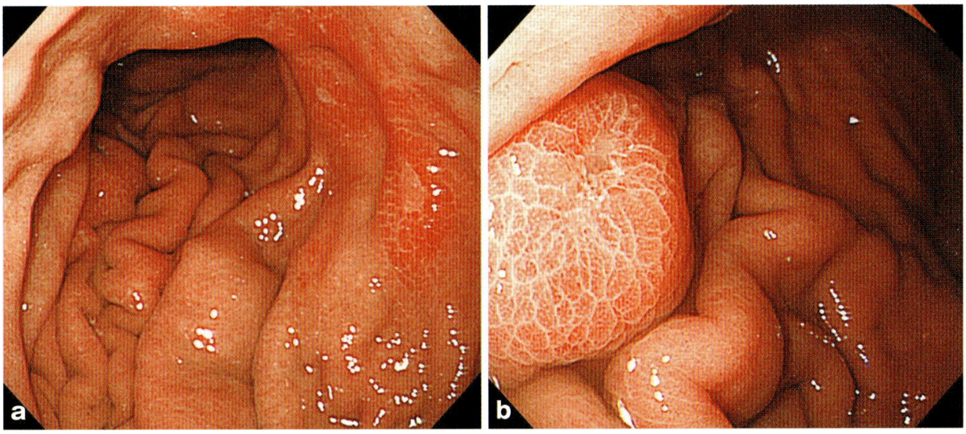

本症例は，胃十二指腸潰瘍で除菌半年後に胃体部に新規の多発性隆起型びらんを認めた．びらんに悪性所見はない．除菌後に体部に新規のびらんが出現し，背景胃粘膜に除菌後の所見，すなわち体部のびまん性発赤の消失と粘膜表面像の平滑化（光沢のある粘膜表面）があり，除菌成功と内視鏡診断できる．

図3 慢性胃炎で除菌5カ月後（隆起型びらん，頂上型の一種か？）

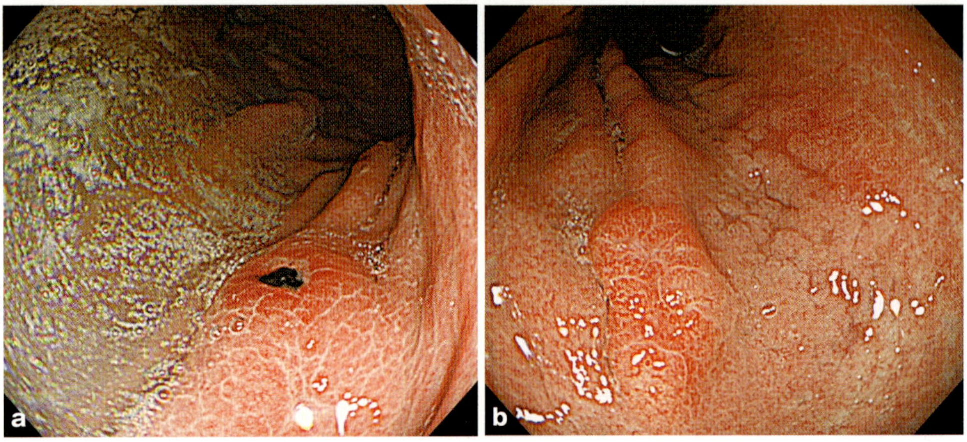

本症例は，除菌5カ月後に胃体部に新規の多発性隆起型びらんを認めた．びらんは体部のひだの頂上または稜線の延長線上にみられた．一部のびらんにはヘマチンの付着を認め，びらんから出血したと考えられた．除菌後に新規のびらんが出現し，背景胃粘膜のびまん性発赤の消失と粘膜表面像の平滑化，および地図状小斑状発赤がみられることから，除菌成功後と内視鏡診断できる．

図4 *H. pylori* 陽性の体部線状びらん

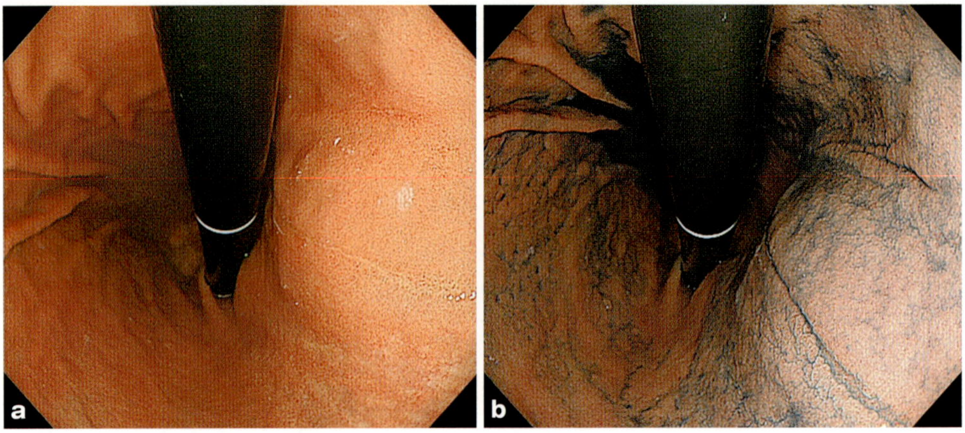

びらんは，体部大彎のひだの対側（小彎側）に出現しており，あたかもひだの写しのようである．**b** はインジゴカルミン撒布像である．本症例ではすでにプロトンポンプ阻害薬が処方されていたので，粘膜表面像は一見 *H. pylori* 陰性のように見えるが，陽性であった．

・使用内視鏡（p.79～81）
スコープ：GIF-Q240（図1，図2），GIF-H260Z（図3～5）（OLYMPUS）
光源装置：EVIS LUCERA CLV-260SL（OLYMPUS）

図 5 *H. pylori* 陽性の体部小彎縦長びらん

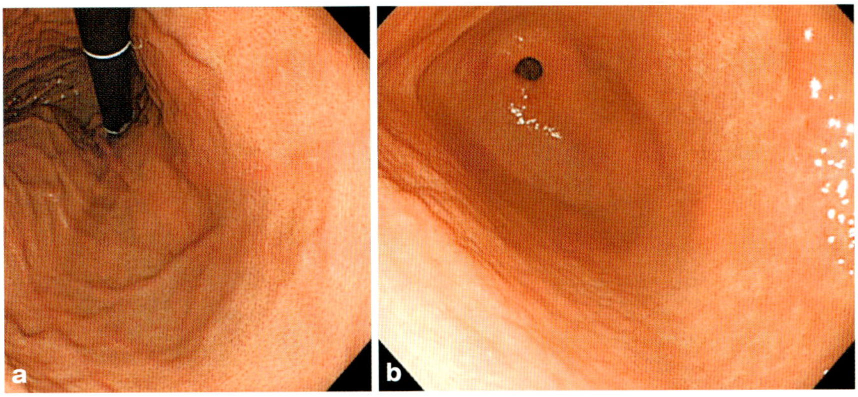

体部小彎に縦長に配列する不整形の多発小びらんを認めた（**a**）．びらんは縦長の発赤（稜線状発赤）の中に発生していた．本症例は，体部の背景粘膜の所見から一見 *H. pylori* 陰性と思われたが，前庭部に粗い胃粘膜像があり（**b**），培養検査で *H. pylori* 陽性と判明した．体部小彎の縦長発赤は *H. pylori* 陰性の胃に出現することの多い所見であるが，本症例は縦長発赤にびらんを伴い，前庭部に粗い粘膜像があることを考慮すると *H. pylori* 陽性として矛盾しない内視鏡所見である．

体部びらん

解 説

体部のびらんは *H. pylori* 陽性でも陰性でもみられる所見で，*H. pylori* 陰性例でやや多い傾向があるが，有意差はない[1]．多施設共同試験によると，体部に平坦びらんを認めた場合70%の確率で *H. pylori* 陰性といえたが，隆起型びらんでは五分五分（50%）であった[1]．次に *H. pylori* 除菌後ではどうかというと，体部びらんに関するまとまった論文報告はない．ただ，体部だけに限らなければ，除菌成功後に平坦びらんは有意に多かったという[2]．つまり，除菌成功により新たなびらんが出現したということになる．これは，除菌成功後に胃酸分泌が回復するためであろうと推定されている[2]．除菌後に新規のびらんが出現した場合，背景胃粘膜の感染所見が消失していることと合わせ，除菌成功と内視鏡診断できることがある．

体部びらんには，おもに①ひだの頂上（稜線）またはその延長線上に縦長に伸びるびらん（**図1**），②ひだの上，または延長線上に発生する隆起型びらん（**図2，3**），および③小彎側の縦長（または縦長配列）のびらん（**図4，5**）の3種類があるようである．①は「頂上（型）びらん」ということがある．②では複数の隆起型びらんがひだの上に並ぶと「たこの足」のように見えるので，「たこいぼびらん」ということがある．②のびらんもひだの頂上や延長線上にできるので，頂上型びらんの一種といえるかもしれない．③のうち，びらんが縦長に連続し線状になったものを「体部線状びらん」ということがある（**図4**）．体部線状びらんは①と異なり，大彎側のひだの対側（＝小彎側）や前後壁にできることが多く，まるでひだがプリントされたような縦長発赤（稜線状発赤）を伴い，発赤の一部にびらんができる．

文 献

1) Kato T, Yagi N, Kamada T, et al；Study Group for Establishing Endoscopic Diagnosis of Chronic Gastritis：Diagnosis of *Helicobacter pylori* infection in gastric mucosa by endoscopic features：a multicenter prospective study. Dig Endosc 2013；25：508-518

2) Kato M, Terao S, Adachi K, et al；Study Group for Establishing Endoscopic Diagnosis of Chronic Gastritis：Changes in endoscopic findings of gastritis after cure of *H. pylori* infection：multicenter prospective trial. Dig Endosc 2013；25：264-273

17 斑状発赤

patchy redness

川村 昌司

解 説 ⋙ p.87

図1 *H. pylori* 陽性例にみられた萎縮性胃炎を伴う前庭部の斑状発赤

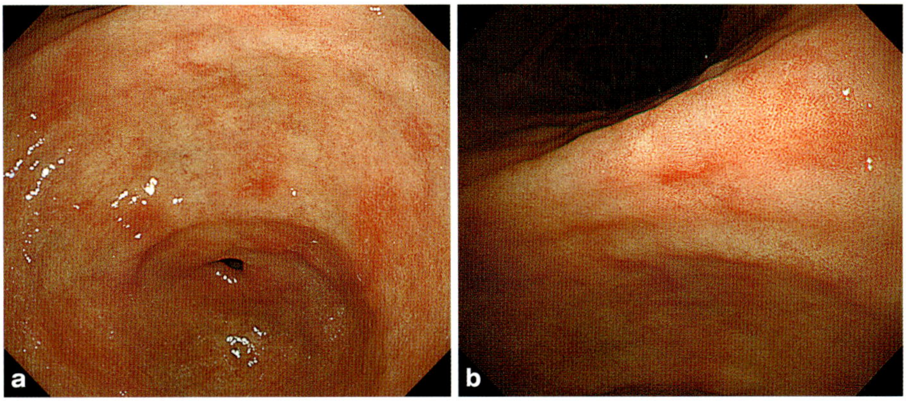

図2 *H. pylori* 陽性例の斑状発赤

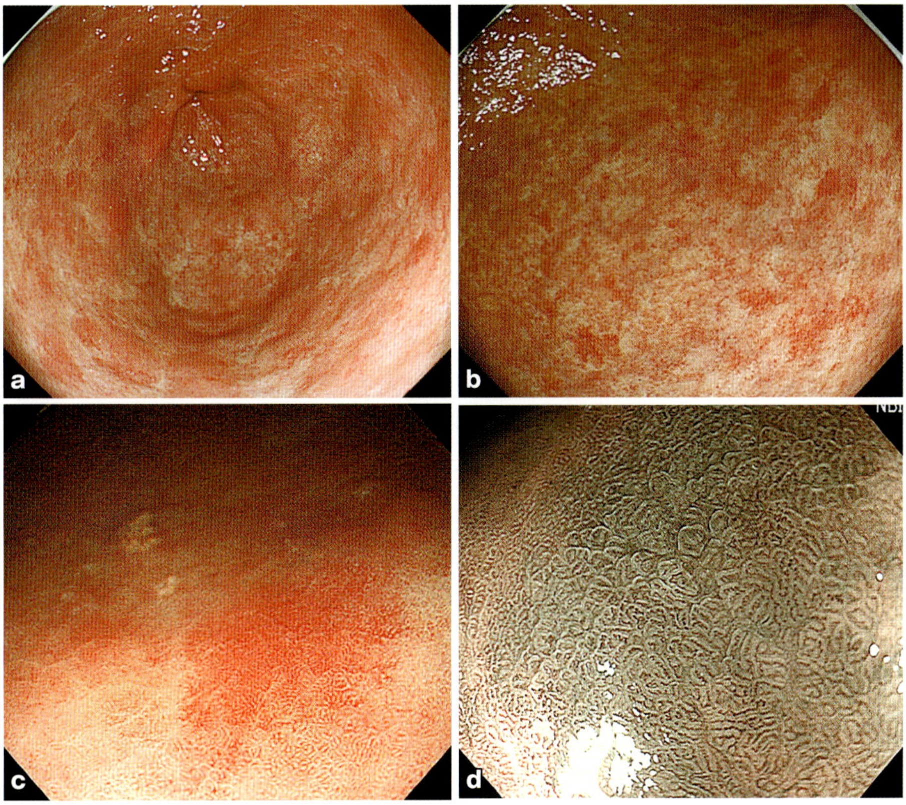

a，b：*H. pylori* 陽性例にみられた体部・前庭部の斑状発赤．**c**：近接・拡大像では淡い境界をもった平坦発赤が観察された．**d**：Narrow Band Imaging（NBI）併用拡大観察では表面構造に軽度の変化を伴った，平坦で境界不明瞭な内視鏡像がみられた．［構造強調 B8，色彩強調 1］

図3 *H. pylori* 除菌後の斑状発赤（1）

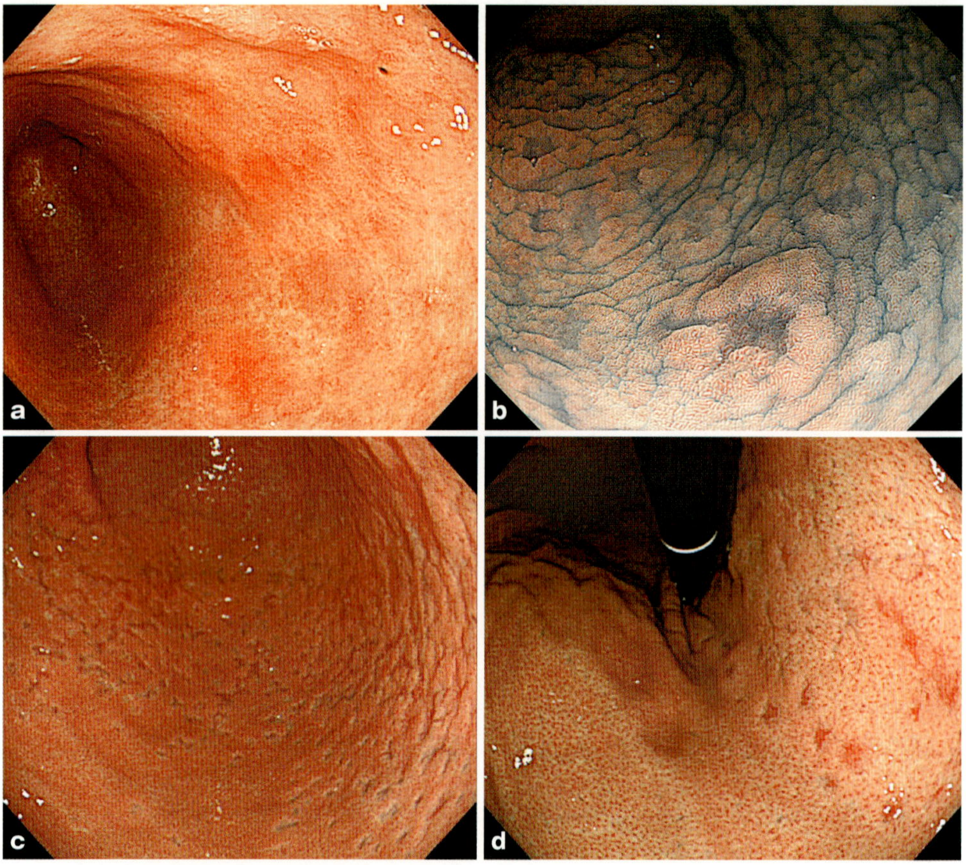

a：*H. pylori* 除菌後にみられた前庭部の斑状発赤.
b：インジゴカルミン撒布では境界明瞭な多発する陥凹所見がみられた.
c，d：体部にも境界明瞭・陥凹した斑状発赤がみられた.

・使用内視鏡（p.83～86）
スコープ：GIF-H260（図1，図5，図7），GIF-H260Z（図2～4），GIF-Q260（図6）（OLYMPUS）
光源装置：EVIS LUCERA CLV-260SL（OLYMPUS）

図4 *H. pylori* 除菌後の斑状発赤（2）

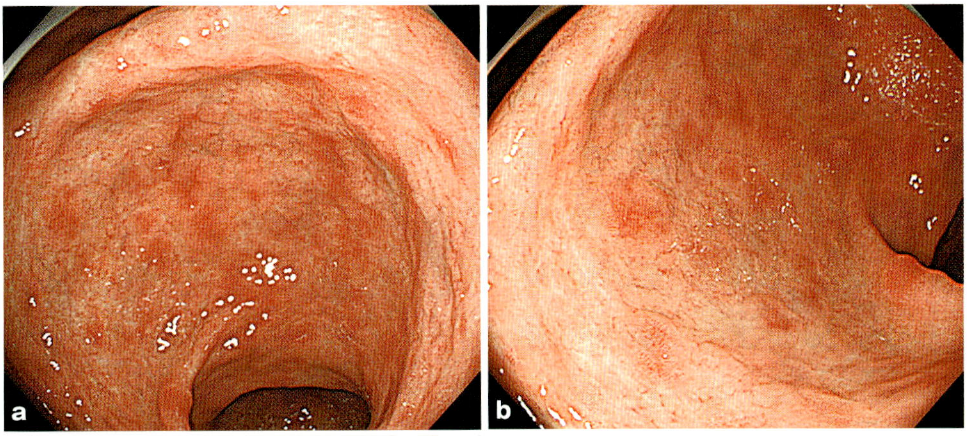

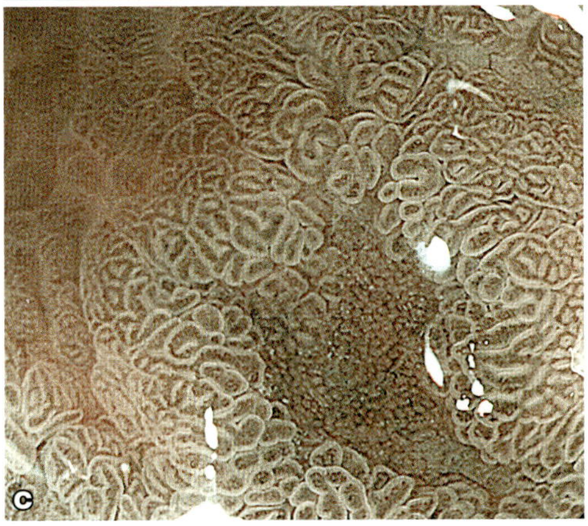

a，b：*H. pylori* 除菌後にみられた斑状発赤.
c：NBI 併用拡大像では境界明瞭な陥凹として観察され，陥凹部の微小血管の走行に不整はみられなかった.［構造強調 B8，色彩強調 1］

図5 低用量アスピリン内服患者にみられた前庭部の斑状発赤

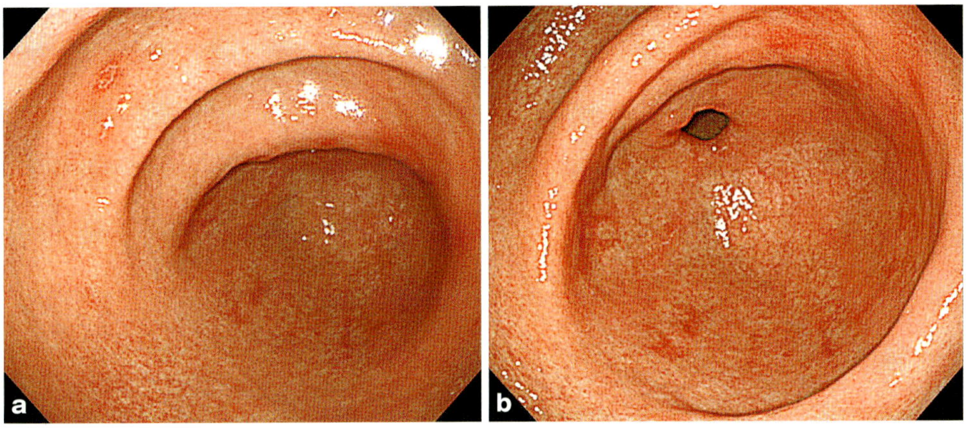

a，b：一部にびらんを伴っていた.

図6　NSAIDs内服例にみられた前庭部・体部の斑状発赤

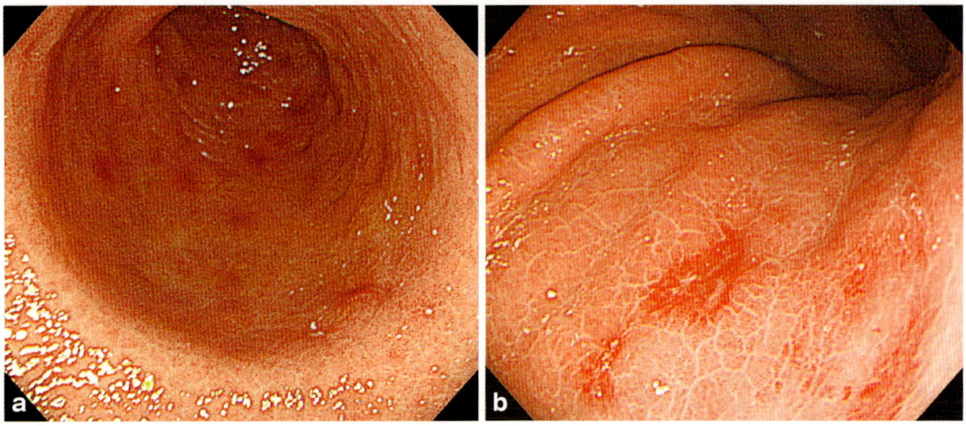

a：前庭部に発赤が散見された．**b**：体部の斑状発赤はびらんを伴っていた．

図7　NSAIDs内服例にみられた前庭部の斑状発赤

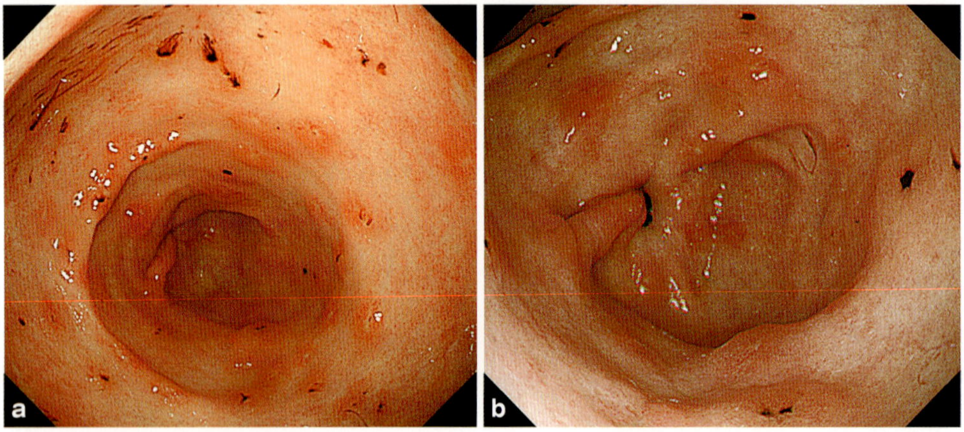

a，**b**：一部にびらん・ヘマチンを伴っていた．

斑状発赤

解 説

斑状発赤（patchy redness）は内視鏡観察時にみられる胃粘膜の類円形発赤所見である[1), 2)].

H. pylori 感染による慢性胃炎に伴う斑状発赤は，内視鏡的胃粘膜萎縮とともに前庭部から体部に多発してみられ，淡い境界をもった平坦発赤として観察される（図1，2）.

また，*H. pylori* 除菌後の胃粘膜においても斑状発赤がみられる．除菌後にみられる斑状発赤は，上述の感染時の斑状発赤に比べ，境界明瞭でやや陥凹した形状を呈することが多く，体部に広範な地図状発赤を伴う例もみられる（図3，4）（18「地図状発赤」参照）．除菌後にみられる斑状発赤は，“まだら斑状発赤（mottled patchy erythema）”として腸上皮化生の関連を含め報告されており[3)]，*H. pylori* 既感染の重要な所見と考えられる．

一方，*H. pylori* 感染に関係なく，低用量アスピリン・NSAIDsなどの薬剤による胃粘膜障害[4), 5)]により斑状発赤が観察されることがある．低用量アスピリン・NSAIDsの薬剤内服に伴う斑状発赤は，前庭部を中心に多発する淡い境界を伴う類円形発赤として，時にヘマチン・びらん・潰瘍を伴うのが特徴的である（図5～7）．薬剤内服に伴う斑状発赤は，その原因となる薬剤の休薬により改善する例もみられる．

以上のように，斑状発赤は *H. pylori* 未感染・現感染・既感染にそれぞれみられるため，斑状発赤の有無だけで *H. pylori* 感染状態を診断することは困難である．しかし，斑状発赤はその原因により特徴的な内視鏡像を呈することから，上述のような内視鏡的特徴を理解したうえで斑状発赤の観察を行うことが重要である．

斑状発赤と内視鏡上鑑別が必要な発赤として，*H. pylori* 感染時にみられる点状発赤がある．点状発赤は，斑状発赤に比べて小さい点状・またはその集合体として観察され，体部から穹窿部にみられることが多い．そのほか，毛細血管拡張像や小さな過形成性ポリープなども斑状発赤様の内視鏡像を呈することがあり鑑別が必要である．

文 献

1) Kaminishi M, Yamaguchi H, Nomura S, et al：Endoscopic classification of chronic gastritis based on a pilot study by the research society for gastritis. Dig Endosc　2002；14：138-151
2) Nomura S, Terao S, Adachi K, et al：Endoscopic diagnosis of gastric mucosal activity and inflammation. Dig Endosc　2013；25：136-146
3) Nagata N, Shimbo T, Akiyama J, et al：Predictability of gastric intestinal metaplasia by mottled patchy erythema seen on endoscopy. Gastroenterology Research　2011；4：203-209
4) Iwamoto J, Mizokami Y, Shimokobe K, et al：Clinical features of gastroduodenal ulcer in Japanese patients taking low-dose aspirin. Dig Dis Sci　2010；55：2270-2274
5) Huang JQ, Sridhar S and Hunt RH：Role of infection and non-steroidal anti-inflammatory drugs in peptic-ulcer disease：a meta-analysis. Lancet　2002；359（9300）：14-22

18 地図状発赤

map-like redness

安田 貢

解 説 ▸▸▸ p.90

図1 前庭部の地図状発赤

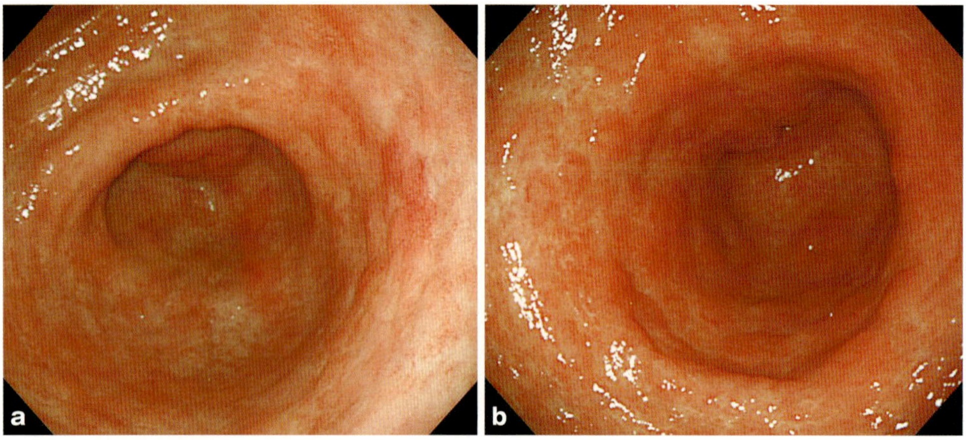

a：萎縮した前庭部胃粘膜に出現した地図状発赤.
b：斑状の発赤が癒合して地図状になっている.

図2 地図状発赤（1）

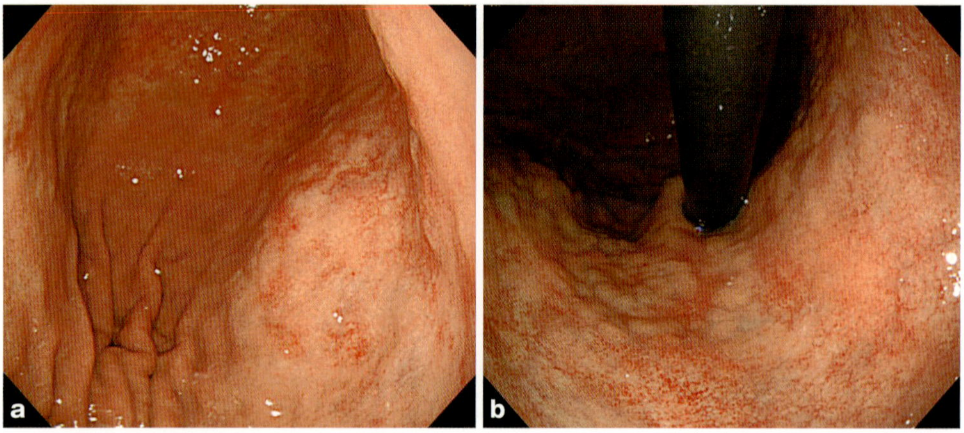

a：体中部から体下部にまで及ぶ地図状発赤.
b：体上部から噴門部にかけての地図状発赤.

・使用内視鏡（p.88～89）
スコープ：GIF-H260（OLYMPUS）
光源装置：EVIS LUCERA（OLYMPUS）

図 3　地図状発赤（2）

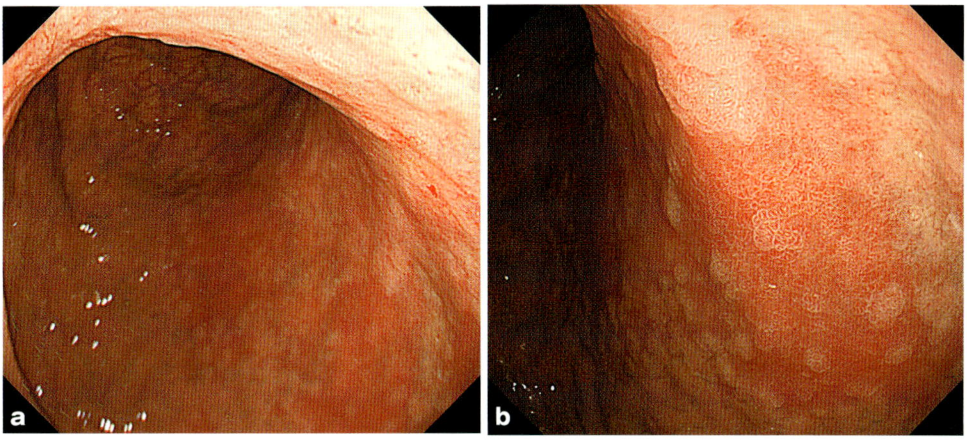

a：比較的明瞭な境界を呈する典型的地図状発赤.
b：典型的地図状発赤の近接像．周囲よりわずかに陥凹している.

図 4　除菌前後の変化

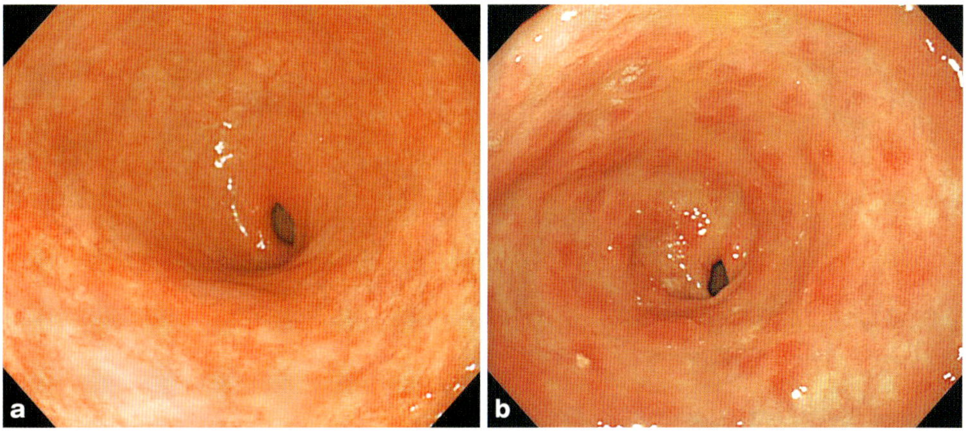

除菌前　　除菌後

a：前庭部の萎縮・腸上皮化生の所見（除菌前).
b：前庭部に地図状発赤が出現（除菌後).

地図状発赤

解 説

地図状発赤（map-like redness）は，*H. pylori* 除菌治療後に出現する特徴的所見の一つである[1), 2)]．

H. pylori 感染の基本的内視鏡所見はびまん性発赤であるが，除菌によってびまん性の発赤が消失し，その後，まだらな発赤が顕在化する症例を認めることがある．

発赤の形態や大きさはさまざまであるが，*H. pylori* 感染下でみられる斑状発赤よりは比較的境界が明瞭で，わずかに陥凹している場合が多い．サイズは胃体上部にみられる点状発赤より大きい．前庭部中心に出現する5～10 mm程度のまだら斑状のもの（**図1**），あるいはもう少し大きい地図状のものがある．発赤が弱い症例や（**図2**），強い症例など（**図3**）があり，多彩である．

生検による組織検査では，腸上皮化生の所見が得られることが多い．除菌後の胃内環境の変化により，腸上皮化生の領域が顕在化したものと考えられる．**図4**は，前庭部に萎縮・腸上皮化生を認める症例で，除菌後に地図状発赤が出現した症例である．

この地図状発赤の所見は，除菌後に必ずしも出現するものではないが，認めた場合は除菌後の胃粘膜と考えてほぼ間違いない．

文 献

1) Nagata N, Shimbo T, Akiyama J, et al：Predictability of gastric intestinal metaplasia by mottled patchy erythema seen on endoscopy. Gastroenterology Research 2011；4：203-209

2) Watanabe K, Nagata N, Nakashima R, et al：Predictive findings for *Helicobacter pylori*-uninfected, -infected and -eradicated gastric mucosa：Validation study. World J Gastroenterol 2013；19：4374-4379

19 多発性白色扁平隆起

multiple white and flat elevated lesions

鎌田　智有

解 説 ▶▶ p.93

図1　多発性白色扁平隆起（1）

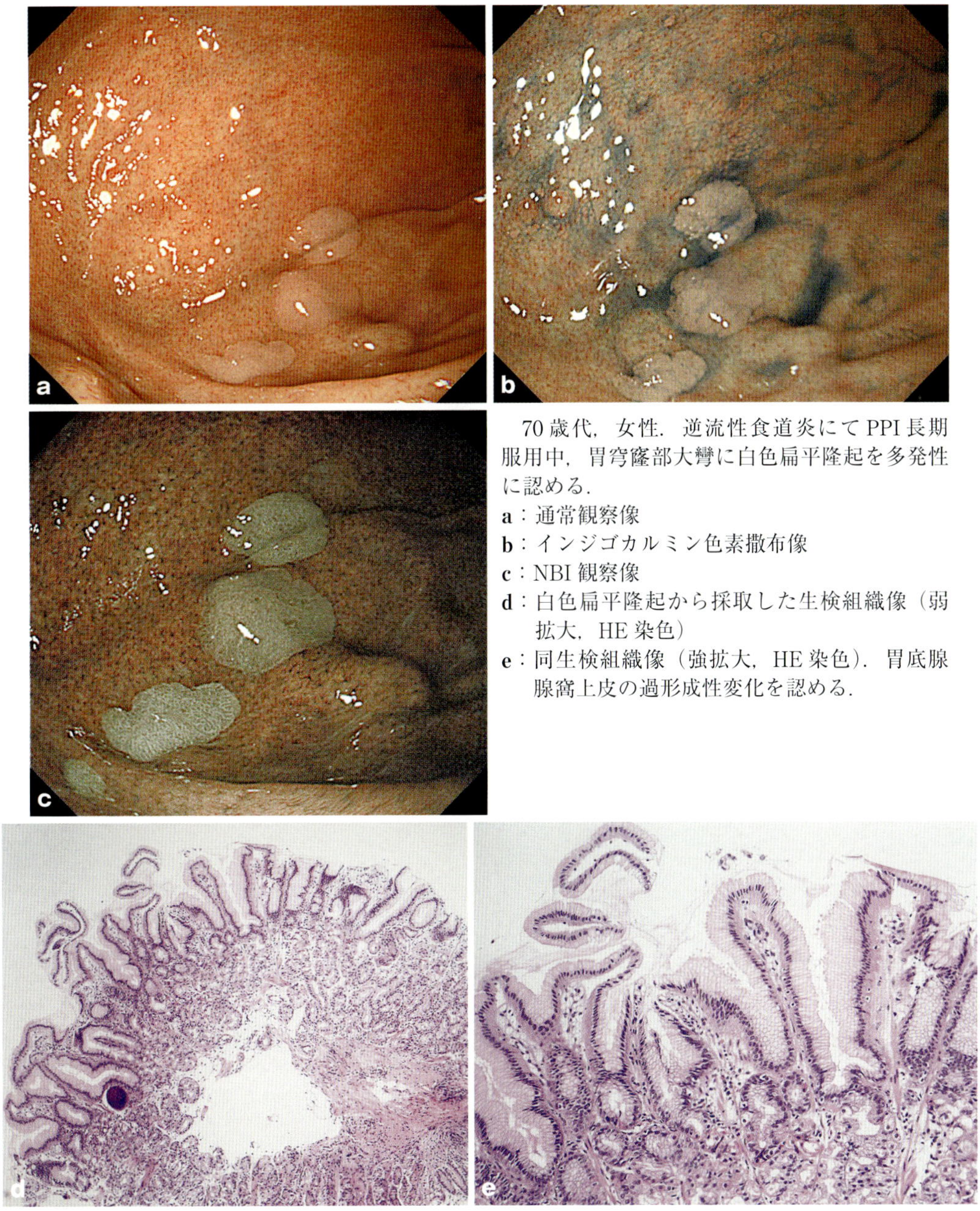

70歳代，女性．逆流性食道炎にてPPI長期服用中，胃穹窿部大彎に白色扁平隆起を多発性に認める．

a：通常観察像
b：インジゴカルミン色素撒布像
c：NBI観察像
d：白色扁平隆起から採取した生検組織像（弱拡大，HE染色）
e：同生検組織像（強拡大，HE染色）．胃底腺腺窩上皮の過形成性変化を認める．

図2 多発性白色扁平隆起（2）

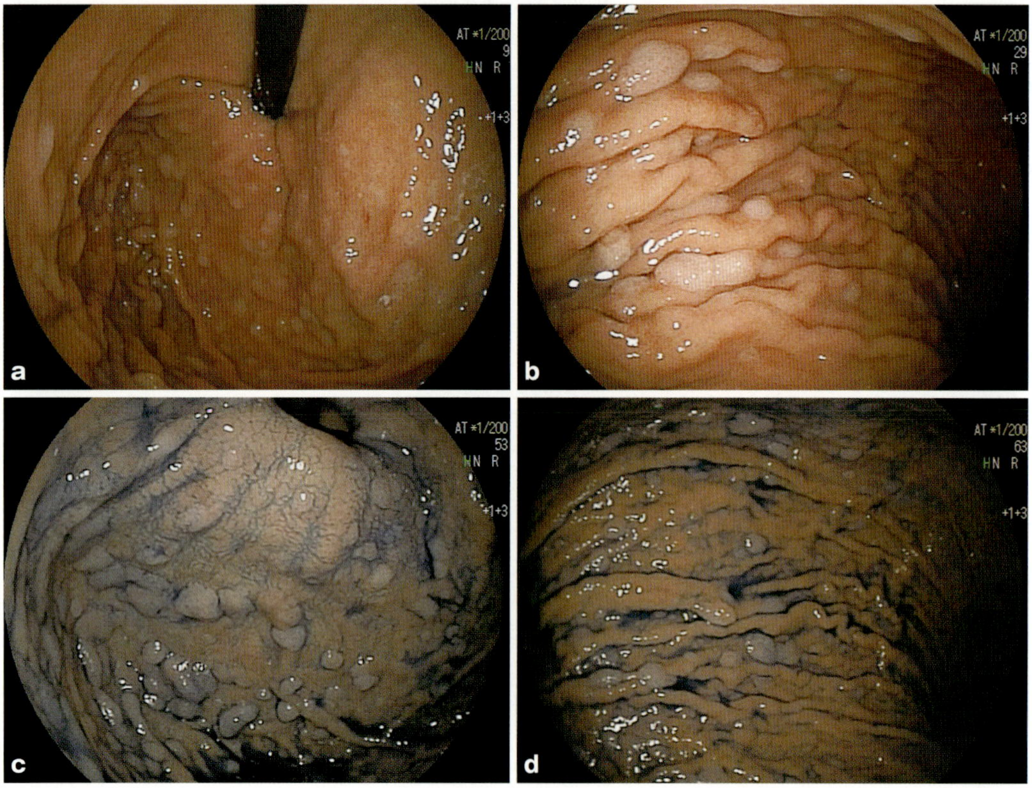

80歳代，女性．逆流性食道炎にてPPI長期服用中．
a，b：通常観察にて胃体部〜穹窿部大彎に多発する白色扁平隆起を認める．
c，d：インジゴカルミン色素撒布にて病変はより明瞭となる．

図3 多発性白色扁平隆起（3）

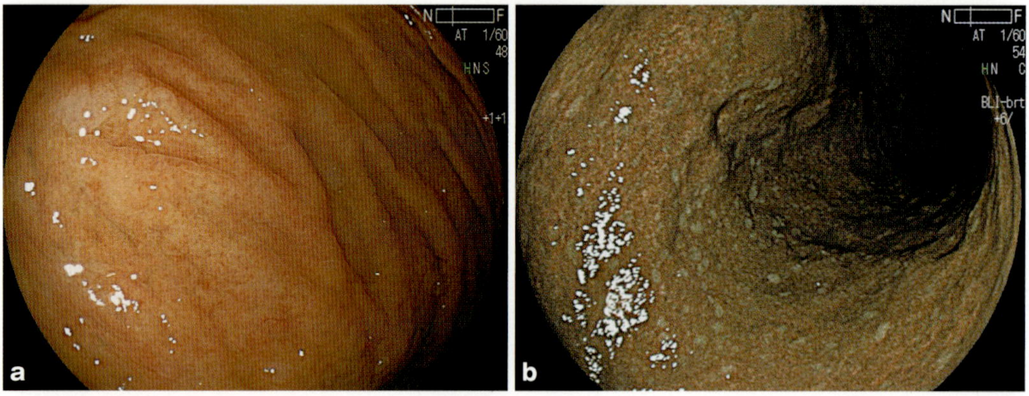

胃体部大彎に多発する白色扁平隆起（PPI服用例）．
a：通常観察像
b：BLI-brightモードにて白色扁平隆起は明瞭となる．

・使用内視鏡（p.91〜93）
スコープ：GIF-H260Z（OLYMPUS），EG-L590ZW（FUJIFILM），他
光源装置：EVIS LUCERAなど（OLYMPUS），LASEREOなど（FUJIFILM）

図3 つづき

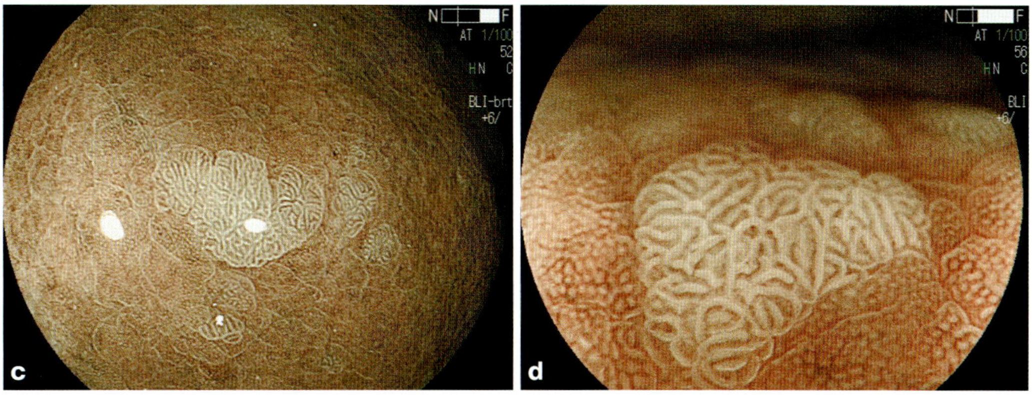

c：BLI-bright モードによる中拡大像
d：BLI-bright モードによる高拡大像．表面の構造は管状の模様を呈している．

多発性白色扁平隆起

解 説

胃体上部から穹窿部にかけて白色調の扁平隆起が多発してみられる病変が存在する．これまでに報告例の少ない病変であり，川口ら[1)]は第73回日本消化器内視鏡学会総会で初めて「胃体部に認める白色扁平隆起の検討」と題して20例を報告した．これら症例の特徴は男女比7：13と女性に多く，平均年齢は68.1歳（38〜92歳），20例中13例（65％）にプロトンポンプ阻害薬（PPI）あるいはH_2受容体拮抗薬が投与されていた．

この報告以来，PPI投与例を中心に胃体上部から穹窿部を詳細に観察すると，高率に白色扁平隆起が多発していることが明らかとなった[2)]．胃体上部から穹窿部大彎を観察すると，大小さまざまな白色調の扁平隆起が多発して認められる（図1，2）．遠視で観察すると病変を視認できないこともあるが，近接して観察する，あるいは画像強調内視鏡〔NBI；Narrow Band Imaging，FICE；Flexible spectral Imaging Color Enhancement，BLI；Blue LASER Imaging（図3）など〕を使用することによりこの病変を的確に診断することが可能となる．内視鏡所見の特徴は，大小さまざまな白色調の丈の低い多発する扁平隆起で，隆起の表面には胃底腺ポリープにみられるような拡張した血管模様はなく，近接で観察すると管状の模様が認められる．組織学的には胃底腺の腺窩上皮の過形成性変化が認められる（図1c）．現在，逆流性食道炎を中心にPPIの長期投与が行われており，多発性白色扁平隆起（春間・川口病変）の頻度は今後増加することが予想される．

文 献

1) 川口　実，新井英二，野澤秀樹，他：胃体部にみられる白色扁平隆起の検討．Gastroenterol Endosc　2007；49(Suppl 1)：958
2) 春間　賢，塩谷昭子，鎌田智有，他：PPI長期投与の問題点―胃ポリープの発生．消化器内科　2013；56：190-193

Side Note

敷石状粘膜

鎌田 智有

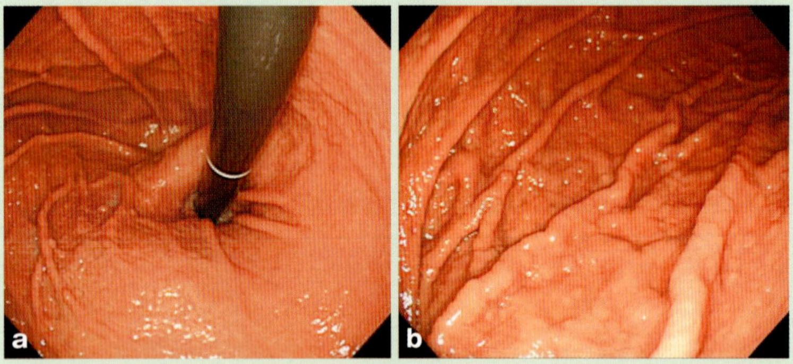

図1 逆流性食道炎にてPPI長期服用中の症例
胃体部粘膜には敷石状粘膜所見を認める.
a：胃体部見上げ像,
b：胃体部見下ろし像.

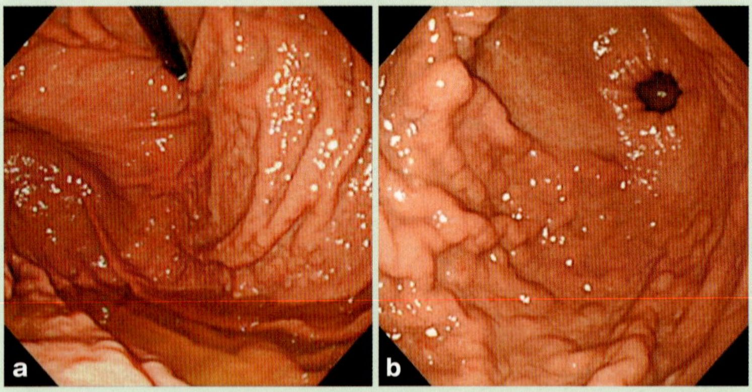

図2 細径スコープによる観察
胃体部粘膜には敷石状粘膜所見を認める.
a：胃体部見上げ像,
b：胃体部見下ろし像.

胃体部粘膜にあたかも石を敷き詰めたような粘膜所見，すなわち「敷石状粘膜」所見を認めることがある．敷石状粘膜は周囲粘膜とほぼ同色調で，無数の小さな顆粒状の隆起が主体である．隆起は皺襞と皺襞との間に認められることが多く，これを一見すると「もこもこ」した胃粘膜の印象である．これまでに報告例の少ない病変であり，この胃炎の特徴は *H. pylori* 未感染でプロトンポンプ阻害薬（PPI）が長期に投与されていることが多い（図1，3）．PPI が胃の壁細胞のプロトンポンプに結合し胃酸分泌を抑制するため，その長期投与で直接作用または高ガストリン血症により壁細胞の過形成性変化や変形をきたし，隆起を呈するものと考えられる．PPI 投与による胃体部の粘膜変化として胃体上部から穹窿部にみられる「白色扁平隆起」があるが，これは大小さまざまな白色調の丈の低い扁平隆起が多発していることで「敷石状粘膜」との鑑別は可能である．

参考文献

1) 春間 賢，塩谷昭子，鎌田智有，他：PPI 長期投与の問題点―胃ポリープの発生．消化器内科 2013；56：190-193

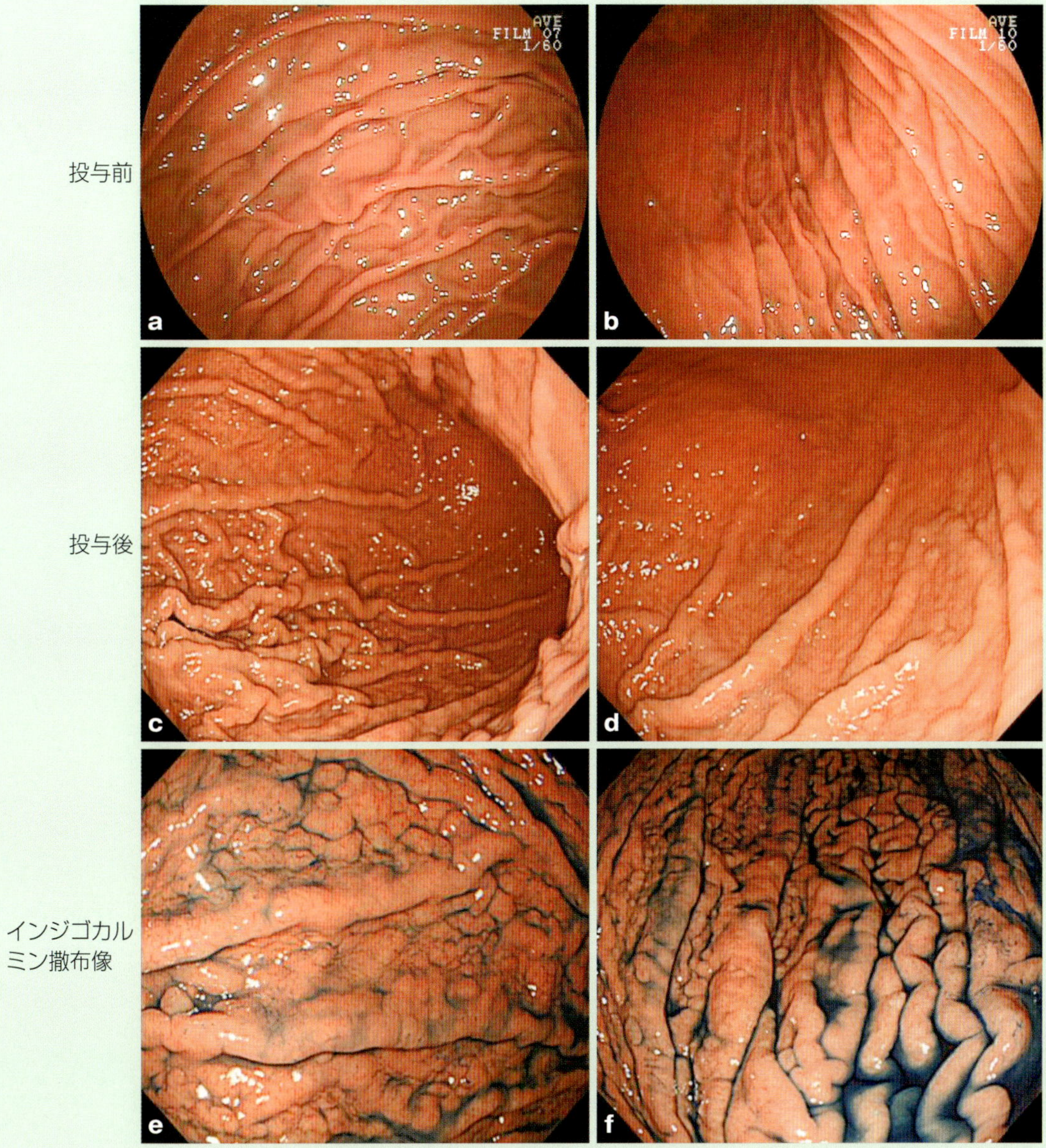

図3 PPI投与前後で敷石状粘膜所見を観察した症例

a, b：PPI投与前．胃体部粘膜は平滑であり，敷石状粘膜所見は認められない．
c, d：PPI投与後．胃体部粘膜には敷石状粘膜所見を認める．
e, f：インジゴカルミン色素撒布像．皺襞と皺襞との間の敷石状粘膜がより明瞭となる．

第3章

胃癌リスクを考慮した内視鏡所見スコア

第３章　胃癌リスクを考慮した内視鏡所見スコア

1. 解　説

加藤　元嗣

胃炎の京都分類は，胃炎内視鏡所見の記載方法についての分類と胃癌リスクを評価するための分類に分けられている．前者については第2章にまとめられており，ここではどのような内視鏡所見を捉えて，どのように胃癌リスクを評価するかについて記載する．

1 胃癌と背景胃炎の関係

胃癌は慢性胃炎を背景として発生する疾患の一つである．*H. pylori* と胃癌の関係は炎症の持続により遺伝子異常が蓄積されて発癌に至る点で，ウイルス肝炎と肝癌，潰瘍性大腸炎と colitic cancer，逆流性食道炎と食道腺癌の関係に類似している．分化型胃癌，未分化型胃癌ともに *H. pylori* 感染の起こった炎症粘膜から発生し，*H. pylori* の未感染粘膜から胃癌が発生する頻度は1％以下と考えられる．欧州で行われた前向きの試験では，約15年の経過観察によって萎縮性胃炎患者の約10％に胃癌の発生を認め，萎縮のない対照群からの胃癌発生は認められなかったと報告されている[1)]．わが国でも定期的な内視鏡検査を用いた同様な前向きの報告がされている[2)]．

慢性胃炎の原因には *H. pylori* 感染のほかに自己免疫性の A 型胃炎が知られているが，その頻度はわが国ではわずかである．*H. pylori* が胃粘膜に感染すると，胃粘膜固有層における炎症細胞浸潤の集積が始まる．これらの細胞は免疫担当のリンパ球や免疫グロブリンを分泌する形質細胞であるが，多核好中球も付随している．リンパ球の集簇と濾胞形成，胃粘膜上皮の傷害，粘膜上皮の増殖性・過形成変化などにより，多様な破壊と再生の過程が繰り返される．やがて固有胃腺が徐々に失われ，偽幽門腺化生や腸上皮化生が出現してきて萎縮性胃炎に変化する．

慢性胃炎は炎症の所在によって，前庭部優位胃炎，全体胃炎，体部優位胃炎の3型に分けられる（図1）[3)]．関連疾患の発症と胃炎型とは密接に関連がある．前庭部優位胃炎は酸分泌が亢進して，十二指腸潰瘍の発生母地となり胃癌の発生は少ない．全体胃炎は炎症が体部に拡がり，未分化型癌の発生母地となる．体部優位胃炎では萎縮性変化が胃体部に拡がり，酸分泌が低下して胃潰瘍や分化型腺癌の発生母地となる[2)]．日本人では体部優位胃炎が多いため，*H. pylori* 感染者では

図1 *H. pylori* 感染に伴う胃炎型

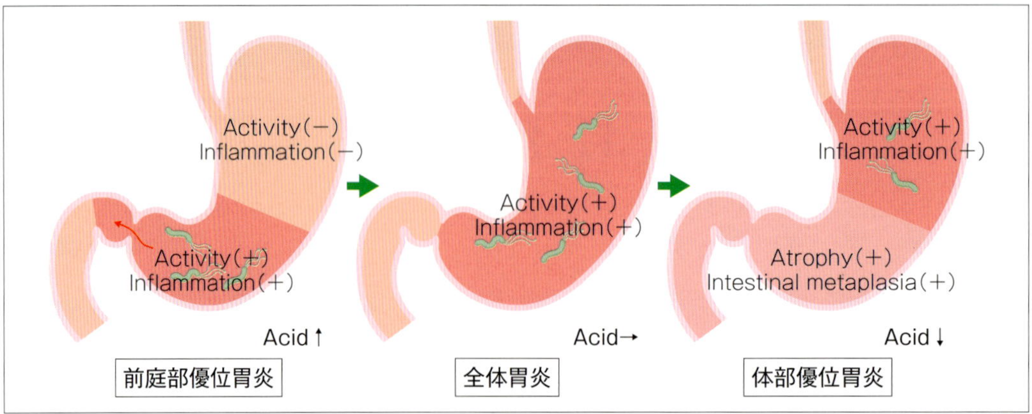

図2 OLGA 分類と OLGIM 分類

OLGA staging

Risk level of gastric cancer		Corpus (pathology) No atrophy	Mild atrophy	Moderate atrophy	Severe atrophy
Antrum(pathology)	No atrophy	Stage0	StageI	StageII	StageIII
	Mild atrophy	StageI	StageI	StageII	StageIII
	Moderate atrophy	StageII	StageII	StageIII	StageIV
	Severe atrophy	StageIII	StageIII	StageIV	StageIV

〔Rugge M, et al：Gut 2007；56：631-636[4]〕

OLGIM staging

Risk level of gastric cancer		Corpus (pathology) No IM	Mild IM	Moderate IM	Severe IM
Antrum(pathology)	No IM	Stage0	StageI	StageII	StageIII
	Mild IM	StageI	StageI	StageII	StageIII
	Moderate IM	StageII	StageII	StageIII	StageIV
	Severe IM	StageIII	StageIII	StageIV	StageIV

IM：intestinal metaplasia

Lowest (stage 0) to highest (stage IV)

〔Capelle LG, et al：Gastrointest Endosc 2010;71：1150-1158[5]〕

高頻度で萎縮性胃炎に進展する．このように萎縮や腸上皮化生は分化型胃癌の発生と深く関わっている．とくに不完全型の腸上皮化生との関連性が指摘されているが，腸上皮化生腺管から腺癌が発生することを明確に示したエビデンスはない．ただし，腸上皮化生を有する背景粘膜から分化型腺癌が発生するリスクが高いことは，これまでの臨床的な検討からも明らかである．

胃前庭部と胃体部における病理学的な萎縮および腸上皮化生の程度によって，胃癌リスクを評価したOLGA分類（Operative Link on Gastritis Assessment）とOLGIM分類（Operative Link on Gastric Intestinal Metaplasia assessment）が報告されている（図2）．この分類を用いた症例対照研究では，OLGIM分類が胃癌と有意な関連性が示された．体部胃炎のオッズ比は3.4（1.4-8.1）で，これにOLGIM分類を合わせて評価するとオッズ比は9.8（2.6-36.7）に上昇すると報告されている[6].

2 胃癌リスクに関連する内視鏡所見

わが国における症例対照研究で，萎縮の程度・範囲および発赤や顆粒状変化などの内視鏡的所見と胃癌リスクの検討がされた．萎縮性胃炎での胃癌リスクは5.13（2.79-9.42）で，萎縮が高度になると分化型癌のリスクは24.71（3.46-176.68）に跳ね上がり，未分化型癌では3.49（1.77-6.89）であった．発赤や顆粒状変化の内視鏡所見は胃癌リスクを上昇させず，萎縮性変化が胃癌発生に重要であった[7]．人間ドックの内視鏡検査による胃癌スクリーニング検査とその後11年間の発見胃癌の頻度の関係を検討した報告がある．内視鏡的な萎縮範囲がC-0・C-1で胃癌頻度は0％，C-2・C-3で2.2％，O-1・O-2で4.4％，O-3・O-pで10.3％であり，胃粘膜萎縮の進展に伴い胃癌頻度が高くなっていることが示された[8].

白色頂部の多発小隆起が幽門前庭部を中心に認められる鳥肌胃炎は，*H. pylori* 感染に伴いリンパ濾胞形成が顕著な特殊型胃炎である．鳥肌胃炎では若い女性においてオッズ比64.2と未分化型癌が優位な胃癌リスクが知られている[9]．また，未分化型癌は体部の皺襞腫大がリスクになることが，内視鏡検査を用いた検討ではないが，胃X線検査の検討から示されている．ひだの幅が4 mm以下を1とした場合，5 mmでは3.1，6 mmでは8.6，7 mmでは35.5と胃癌リスクは増加することが報告されている[10].

3 胃癌リスクの内視鏡所見スコア

以上の点を踏まえて，胃癌リスクを考慮した内視鏡所見として萎縮，腸上皮化生，皺襞腫大，鳥肌をピックアップした．また，*H. pylori* 除菌による胃癌の抑制効果を考慮して，*H. pylori* 感染と *H. pylori* 除菌後を区別する所見としてびまん性発赤を取り上げた．すなわち，除菌によって炎症細胞浸潤が消退して，胃粘膜が未感染粘膜に近く回復してくればさらに胃癌リスクが軽減することになる（表1）.

●萎縮（A）

白色光と画像強調内視鏡（IEE）観察は区別しない．萎縮を認めないC-0・C-1ではスコアは0点，萎縮軽度のC-2・C-3ではスコア1点，萎縮が中等度から高度のO-1～O-Pまでをスコア2点とした．たとえばスコア1点の場合には A_1 と記載する．

●腸上皮化生（IM）

腸上皮化生は通常の白色光観察とIEEを用いた観察ではまったく異なる像を呈する．白色光では特異型腸上皮化生と呼ばれる白色隆起病変，あるいは除菌後

表1 胃癌リスクの内視鏡所見スコア

●**萎縮**：白色光と IEE 観察は区別しない.
A → 0（無 C-0〜C-1），1（軽度 C-2〜C-3），2（高度 O-1〜O-P）
●**腸上皮化生**：白色光観察と IEE 観察を区別する.
※ IEE（NBI，BLI）では LBC，WOS の程度と範囲を評価する.
※ IEE 観察は括弧内で表記するが，合計には含めない．例：$IM_{1(2)}$
IM → 0（なし），1（前庭部），2（前庭部・体部）
●**皺襞腫大**
H → 0（なし），1（あり）
●**鳥肌**
N → 0（なし），1（あり）
●**びまん性発赤**（体部腺領域の集合細静脈の透見性）：除菌後の変化も考慮する.
DR → 0（なし），1（軽度：一部に RAC＋），2（高度）

★**記載方法**：全因子を表示，合計スコアを最後の括弧内に示す（最少 0〜最大 8).
例：A_1 IM_1 H_1 N_1 $DR_{2(6)}$

の発赤陥凹病変の観察に限られる．しかし，メチレンブルーを用いた色素法では，特異型以外の腸上皮化生も青色に染まって観察される．NBI や BLI などの短波長の狭帯域光で腸上皮化生を観察すると，腺窩上皮の表面に青白い光の縁どりの light blue crest（LBC）が認められる．また，特異型の腸上皮化生は，NBI や BLI では白色物質が粘膜上皮に沈着しているような white opaque substance（WOS）として観察される．IEE 観察では LBC，WOS の程度と範囲を評価する．したがって，白色光観察と IEE 観察は区別して記載することになる．

腸上皮化生を認めない場合はスコア 0，腸上皮化生が前庭部に留まる場合はスコア 1，腸上皮化生が体部に拡がる場合はスコア 2 とする．白色光観察でスコア 1 点では IM_1 と記載して，IEE 観察では括弧内で表記する．白色光観察でスコア 1 点，IEE 観察でスコア 2 点の場合には $IM_{1(2)}$ とする．

●**皺襞腫大**

十分な空気量での観察でひだの幅が 4 mm 以下の場合にはスコア 0 点とし，5 mm 以上の場合にはスコア 1 点で，記載は H_1 とする．

●**鳥肌**

鳥肌を認めない場合はスコア 0 点とし，鳥肌を認める場合にはスコア 1 点で，記載は N_1 とする．

●**びまん性発赤**

萎縮のない体部腺領域を観察する．慣れない場合には，体部腺領域の集合細静脈の透見性でびまん性を診断するのがよい．RAC を認める場合には，びまん性発赤はなしでスコア 0 点，RAC の消失はスコア 2 点，除菌後などで一部の RAC が見えている場合にはスコア 1 点とする．記載はスコア 2 点で DR_2 である．

表 2 胃癌リスクの内視鏡所見スコア 疾患別での推定スコア(例)

未感染者	=0
前庭部優位胃炎	=1
萎縮のない全体胃炎(含む鳥肌)	=2~4
萎縮性胃炎(体部優位胃炎)	=3~8
除菌後症例	=−1~−2 低下

全因子を A_1 $IM_{1(2)}$ H_0 N_1 DR_2 と記載して,合計スコア(IEE でのスコアは加算しない)を最後に括弧内に示し,A_1 $IM_{1(2)}$ H_0 N_1 $DR_{2(5)}$ とする.合計点数は最少 0~最大 8 となる(表 2).

おわりに

今回の胃癌リスク分類は,これまでの報告から重要な内視鏡所見をピックアップして,スコア化したもので,十分な裏付けがあって作成されたものではない.今後はこの胃癌リスク分類を実臨床で用いて,その検証を行う必要がある.また,その結果によってはスコア化の変更も必要となる可能性がある.今後の検討のたたき台として捉えてもらえればよいと考えている.

文 献

1) Cheli R, Santi L, Ciancamerla G, et al:A clinical and statistical follow-up study of atrophic gastritis. Am J Dig Dis 1973;18:1061-1065
2) Uemura N, Okamoto S, Yamamoto S, et al:*Helicobacter pylori* infection and the development of gastric cancer. N Engl J Med 2001;345:784-789
3) Price AB:The Sydney System:Histological division. J Gastroenterol Hepatol 1991;6:209-222
4) Rugge M, Meggio A, Pennelli G, et al:Gastritis staging in clinical practice:the OLGA staging system. Gut 2007;56:631-636
5) Capelle LG, de Vries AC, Haringsma J, et al:The staging of gastritis with the OLGA system by using intestinal metaplasia as an accurate alternative for atrophic gastritis. Gastrointest Endosc 2010;71:1150-1158
6) Tsai YC, Hsiao WH, Yang HB, et al:The corpus-predominant gastritis index may serve as an early marker of *Helicobacter pylori*-infected patients at risk of gastric cancer. Aliment Pharmacol Ther 2013;37:969-978
7) Kato I, Tominaga S, Ito Y, et al:Atrophic gastritis and stomach cancer risk:cross-sectional analyses. Jpn J Cancer Res 1992;83:1041-1046
8) 井上和彦,藤澤智雄,千貫大介,他:胃癌発生の背景粘膜—人間ドックにおける内視鏡検査からの検討.胃と腸 2009;44:1367-1373
9) Kamada T, Tanaka A, Yamanaka Y, et al:Nodular gastritis with *Helicobacter pylori* infection is strongly associated with diffuse-type gastric cancer in young patients. Dig Endosc 2007;19:180-184
10) Nishibayashi H, Kanayama S, Kiyohara T, et al:*Helicobacter pylori*-induced enlarged-fold gastritis is associated with increased mutagenicity of gastric juice, increased oxidative DNA damage, and an increased risk of gastric carcinoma. J Gastroenterol Hepatol 2003;18:1384-1391

第３章　胃癌リスクを考慮した内視鏡所見スコア

2. 症　例

鎌田　智有

症例１（除菌治療前）

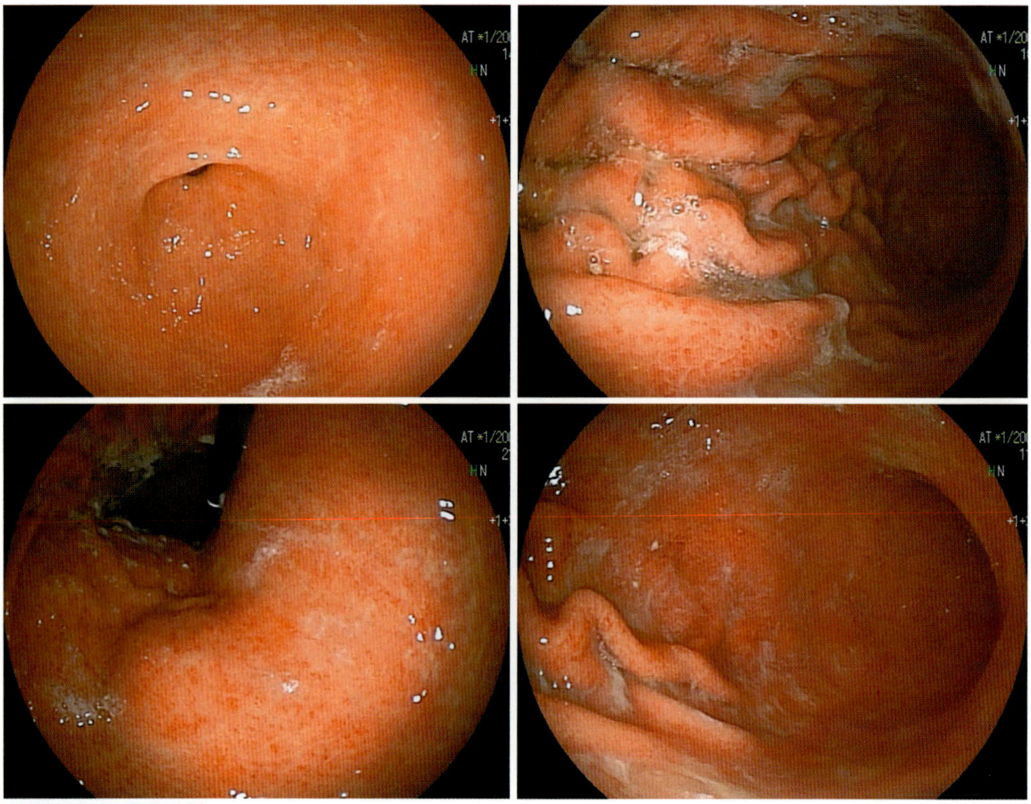

内視鏡所見スコア A_1 IM_0 H_1 N_0 DR_2 (4)

[解説]
萎縮（木村・竹本分類 C-3 type）：A_1
腸上皮化生なし：IM_0
皺襞腫大あり：H_1
鳥肌なし：N_0
びまん性発赤高度：DR_2
合計スコア４点

症例１（除菌１年後）

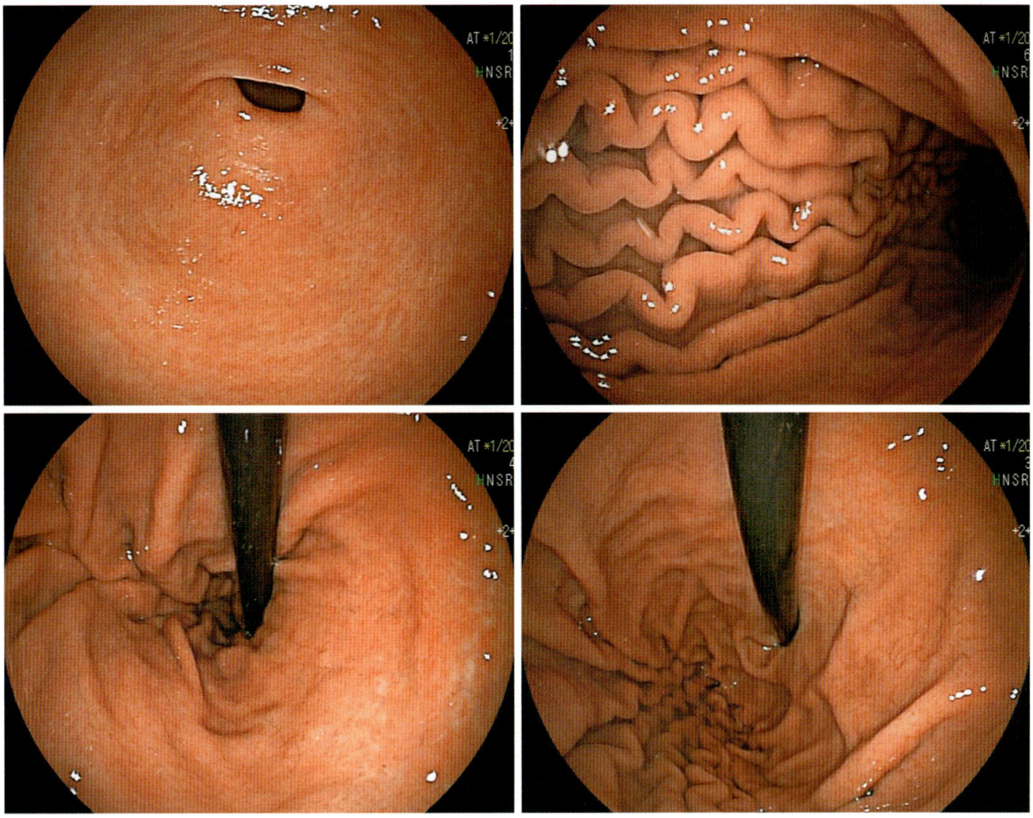

内視鏡所見スコア A_1 IM_0 H_0 N_0 DR_0 (1)

[解説]
萎縮（木村・竹本分類 C-3 type）：A_1
腸上皮化生なし：IM_0
皺襞腫大なし：H_0
鳥肌なし：N_0
びまん性発赤なし：DR_0
合計スコア１点
除菌１年後には内視鏡所見スコアの改善が認められた.

症例 2

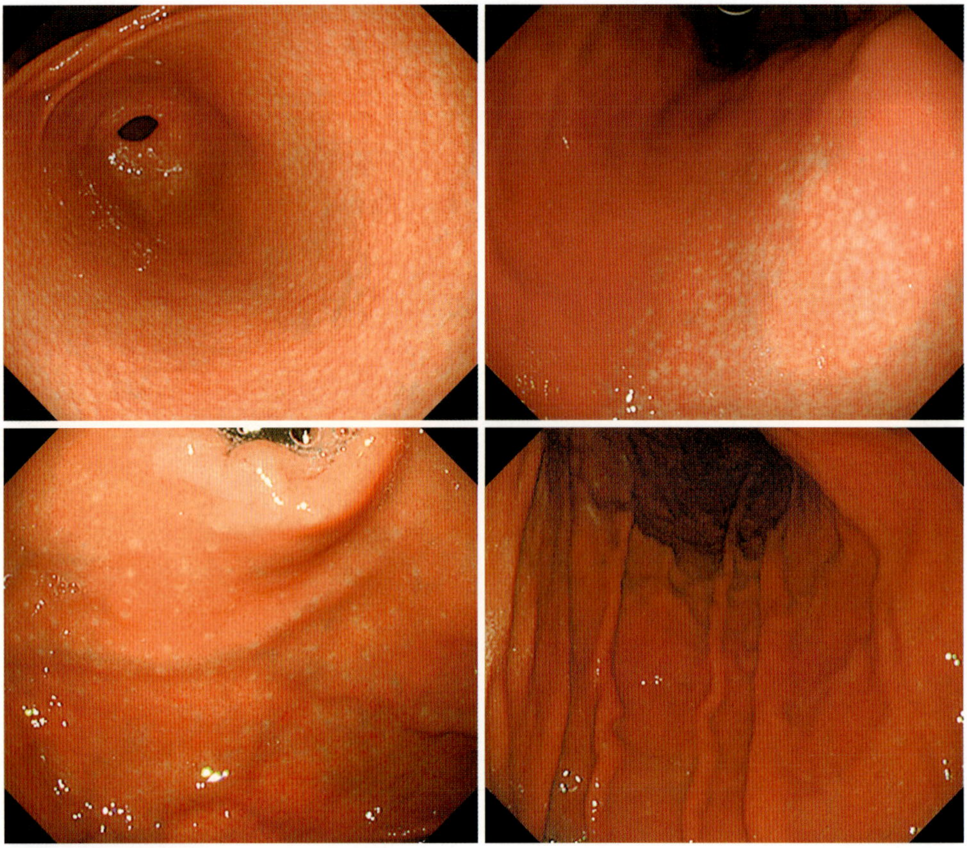

内視鏡所見スコア A_1 IM_0 H_0 N_1 DR_2 (4)

[解説]
萎縮（木村・竹本分類 C-3 type）：A_1
腸上皮化生なし：IM_0
皺襞腫大なし：H_0
鳥肌あり：N_1
びまん性発赤高度：DR_2
合計スコア 4 点

症例 3

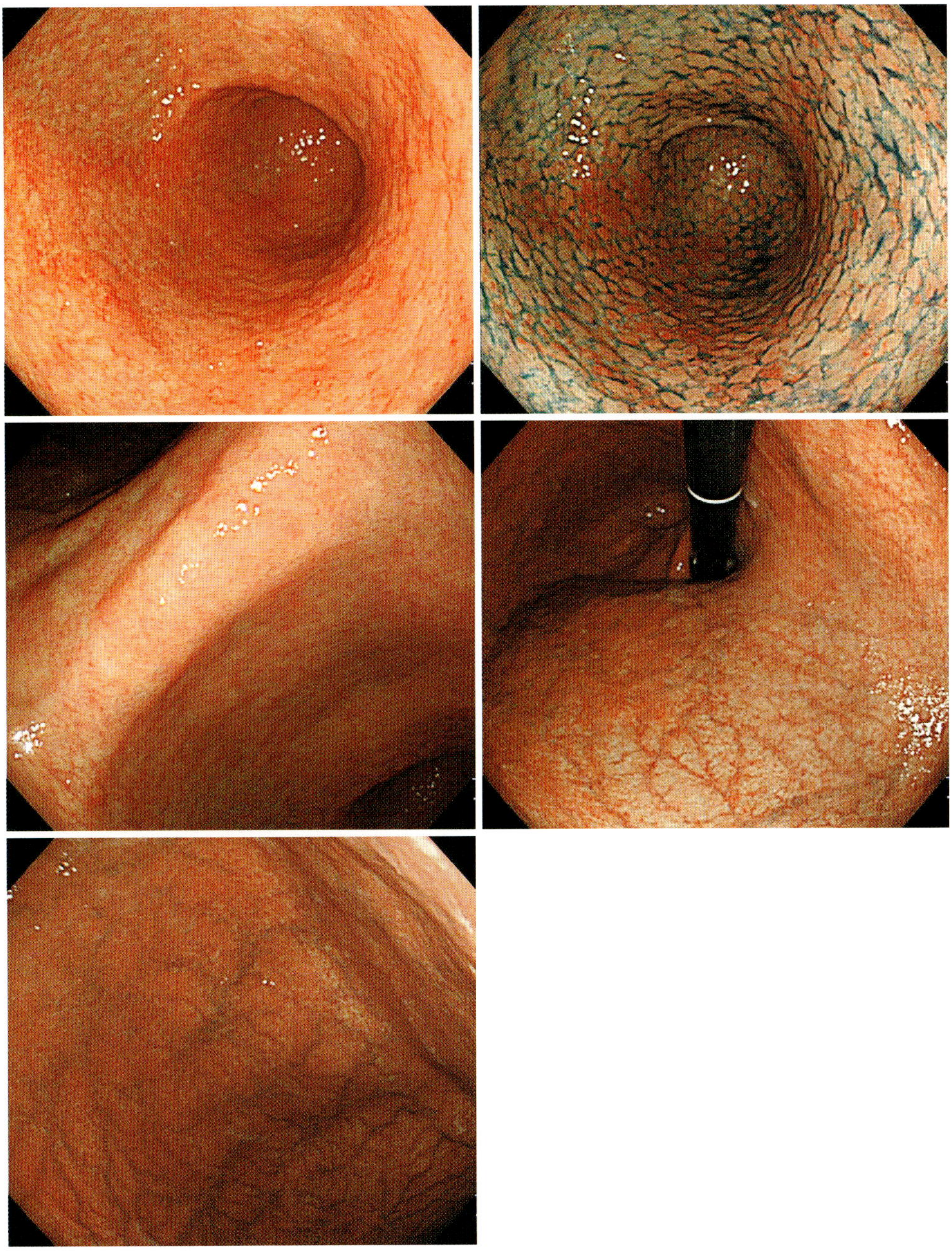

内視鏡所見スコア A_2 IM_1 H_0 N_0 DR_2 (5)

[解説]
萎縮（木村・竹本分類 O-2 type）：A_2
腸上皮化生　前庭部のみあり：IM_1
皺襞腫大なし：H_0
鳥肌なし：N_0
びまん性発赤高度：DR_2
合計スコア 5 点

症例 4

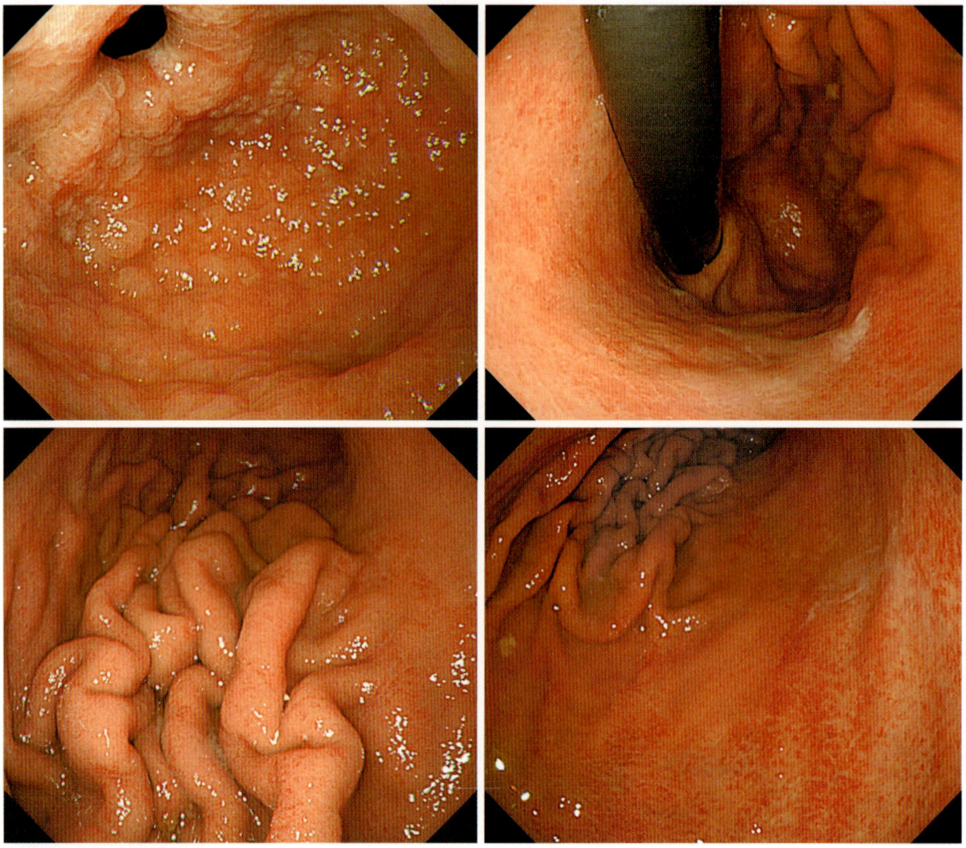

内視鏡所見スコア A_2 IM_1 H_1 N_0 DR_2 (6)

[解説]
萎縮（木村・竹本分類 O-1 type）：A_2
腸上皮化生　前庭部のみあり：IM_1
皺襞腫大あり：H_1
鳥肌なし：N_0
びまん性発赤高度：DR_2
合計スコア 6 点

症例 5

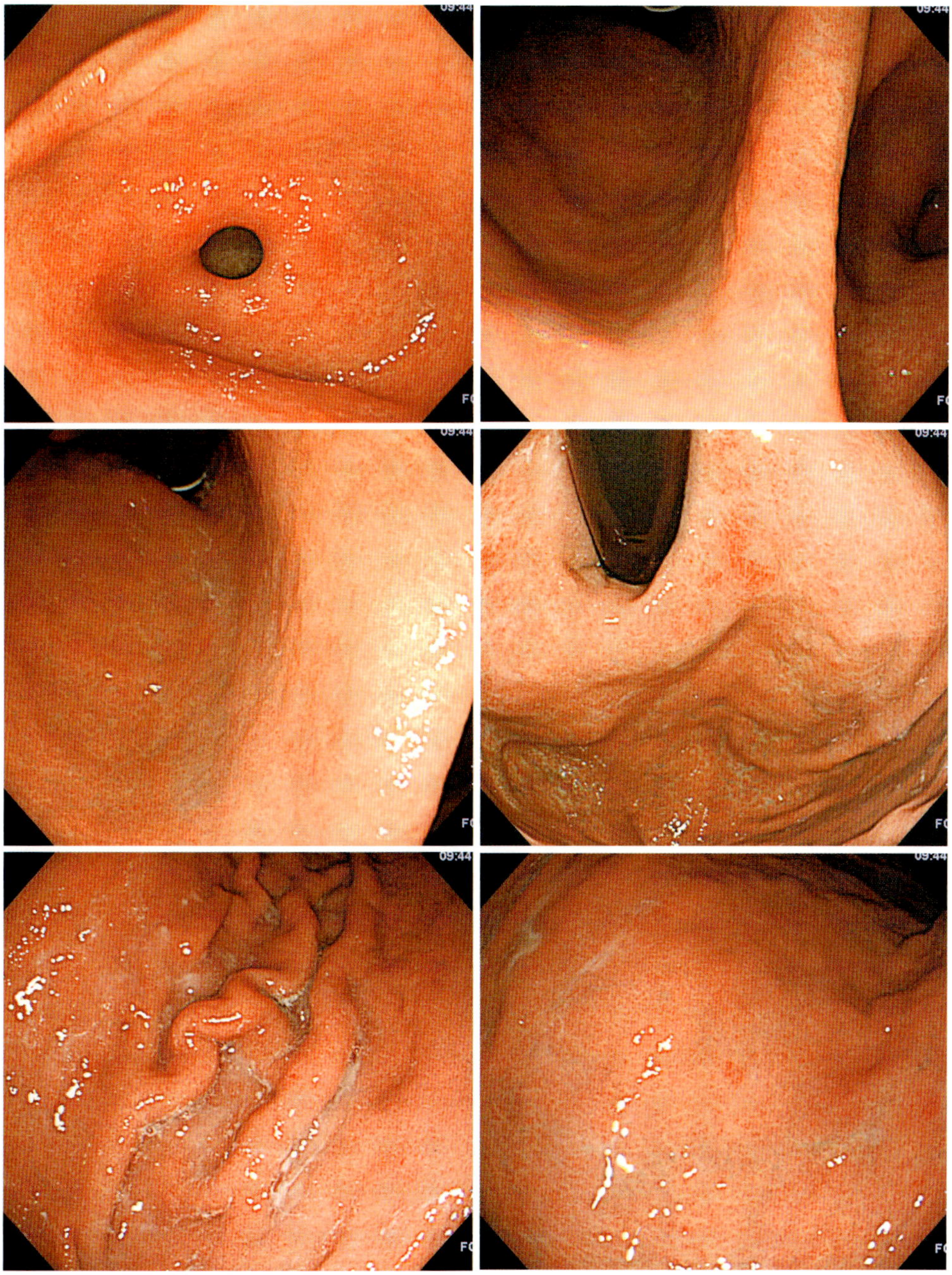

内視鏡所見スコア A_2 IM_0 H_1 N_0 DR_2 (5)

[解説]
萎縮（木村・竹本分類 O-1 type）：A_2
腸上皮化生なし：IM_0
皺襞腫大あり：H_1
鳥肌なし：N_0
びまん性発赤高度：DR_2
合計スコア 5 点

症例 6

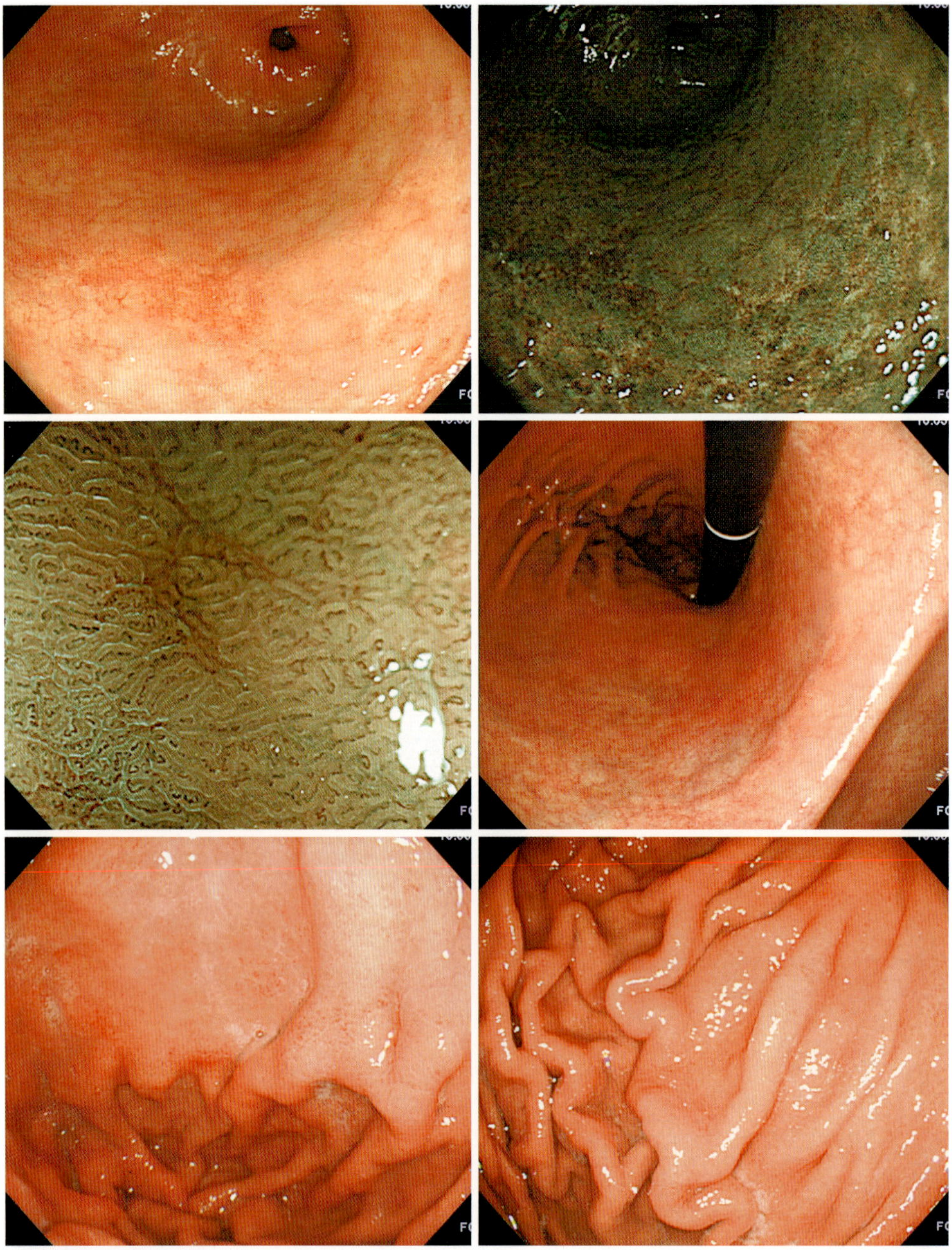

内視鏡所見スコア　A_2 $IM_{1(1)}$ H_1 N_0 DR_{2} (6)

[解説]

萎縮（木村・竹本分類 O-2 type）：A_2
腸上皮化生あり（NBI 拡大観察で light blue crest が観察される）：$IM_{1(1)}$
皺襞腫大あり：H_1
鳥肌なし：N_0
びまん性発赤高度：DR_2
合計スコア 6 点

第 4 章

胃炎内視鏡所見の記載方法

第４章　胃炎内視鏡所見の記載方法

1. 解説ならびに症例

間部　克裕

1 記載方法の基本

“胃炎”は胃粘膜の組織学的胃炎を伴い，日本ではまれな自己免疫性胃炎を除けば *Helicobacter pylori*（*H. pylori*）の感染がその原因である．組織学的胃炎は胃体部および前庭部の単核球浸潤，好中球浸潤，萎縮，腸上皮化生，*H. pylori* について，なし，軽度，中等度，高度の4段階で評価する updated Sydney system（シドニー分類）（p.12，図3）によって記載される[1]．一方，内視鏡診断による胃炎分類は，1947年に Schindler の分類（表層性胃炎，萎縮性胃炎，肥厚性胃炎）が提唱され，シドニー分類では11項目の内視鏡所見と7種の内視鏡的胃炎に分類されるが，煩雑で日常臨床には実用的でなく必ずしも組織学的胃炎と一致しないため普及していない．

しかし，ハイビジョンや拡大内視鏡，画像強調内視鏡など内視鏡機器の進歩は目覚ましく，また，「ヘリコバクター・ピロリ感染胃炎」に対する除菌治療が保険適用となった現在，内視鏡検査で *H. pylori* 感染状態，すなわち未感染，現感染，感染既往を診断することが求められている．

日本消化器内視鏡学会附置研究会“慢性胃炎の内視鏡診断確立のための研究会”は全国多施設研究を行い，内視鏡所見による *H. pylori* 診断[2]と除菌前後の内視鏡所見の変化[3]の2本の論文を2013年に発表した．同年，第85回日本消化器内視鏡学会総会（京都市，春間賢会長）では，シンポジウムで“胃がん撲滅に向けた内視鏡的胃炎の意義”，ワークショップとして“新たな内視鏡的胃炎分類「updated 京都分類」をめざして”を企画し活発な議論が行われた．新たな胃炎分類，胃癌リスクは，学会で議論して終了するのではなく，確立し，その結果の検証を行うことが求められる重要な課題である．そこで，新しい時代の胃炎分類を確立することを目的に，“胃がんリスク京都分類検討委員会”を設立し，“慢性胃炎の内視鏡診断確立のための研究会”，および第85回総会の検討結果をもとに，国際的に通用する胃炎記載分類と胃癌リスク分類について検討し，まとめることとなった．

検討の結果，胃炎内視鏡所見の記載方法は以下を基本とすることになった．

① *H. pylori* 感染胃炎（現感染，活動性の胃炎），*H. pylori* 感染既往，*H. pylori* 未感染（胃炎なし）を区別して，国際的に通用するよう英文で記載する（Active gastritis，Inactive-gastritis，Non-gastritis）．
② 萎縮範囲（木村・竹本分類を使用）を括弧内に記載する．
③ ①の胃炎診断に用いる所見以外に必要な所見を with 以下に記載する．

そのために，*H. pylori* 感染状態と胃炎所見についての分類が検討された（p.26，表1）．この表と内視鏡所見の記載方法は今後の検討によって改訂が必要になることもありうるが，本稿ではこの表と内視鏡所見の記載方法をもとに各症例（症例1～5）について解説する．また，「胃癌リスクの内視鏡所見スコア」の記載方法については，第3章1の表1（p.102）を参照されたい．

2 症例に基づく胃炎内視鏡所見の記載例

症例1

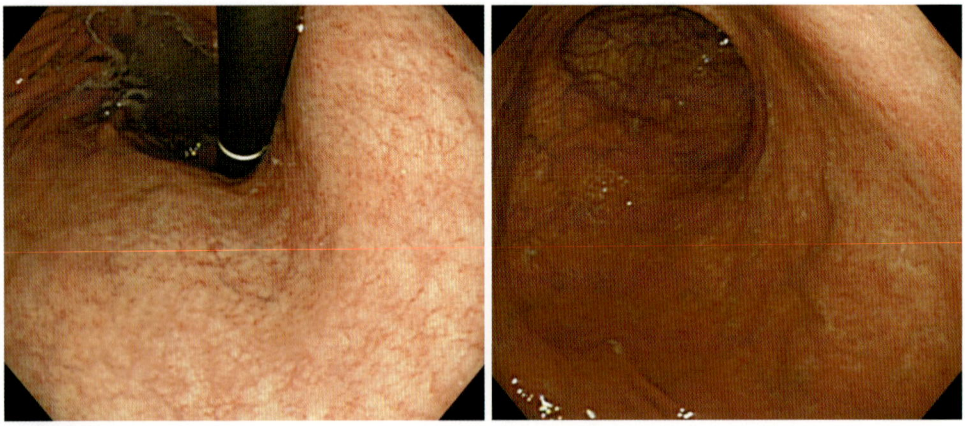

最終診断 Active gastritis（O-2）　A_2 IM_0 H_0 N_0 $DR_{2(4)}$

[解説] O-2程度の萎縮を認め，体部には現感染の重要な所見，びまん性発赤（高度）を認める．したがって本症例の胃炎分類記載は，Active gastritis（O-2）となる．*H. pylori* 感染症例である．
[胃癌リスクの内視鏡所見スコア] O-2の萎縮，腸上皮化生なし，皺襞腫大なし，鳥肌なし，びまん性発赤ありで，A_2 IM_0 H_0 N_0 $DR_{2(4)}$ と記載する．

症例 2

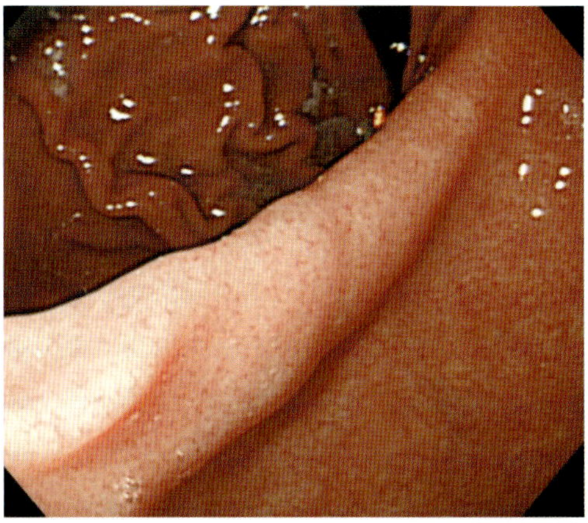
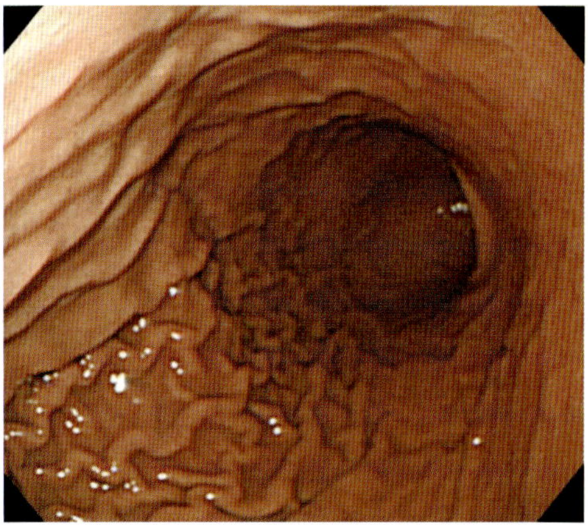
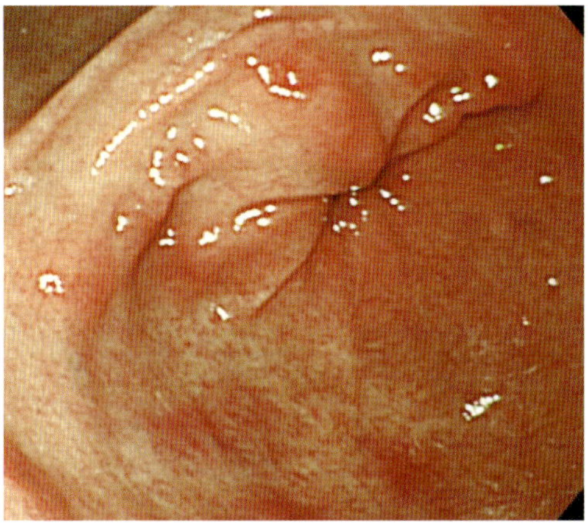

最終診断 Non-gastritis with patchy redness of antrum　A_0 IM_0 H_0 N_0 DR_0 (0)

[解説] 胃角小彎から前庭部小彎までRACサインを認め（写真でははっきりしないが体部に胃底腺ポリープを認める），萎縮や腸上皮化生，白濁粘液を認めない．幽門前庭部には斑状発赤を認める．したがって本症例の胃炎分類記載は，Non-gastritis with patchy redness of antrumとなる．この症例は*H. pylori*未感染でアスピリン内服症例である．

[胃癌リスクの内視鏡所見スコア] 萎縮なし，腸上皮化生なし，皺襞腫大なし，鳥肌なし，びまん性発赤なしで，A_0 IM_0 H_0 N_0 DR_0 (0) と記載する．

症例 3

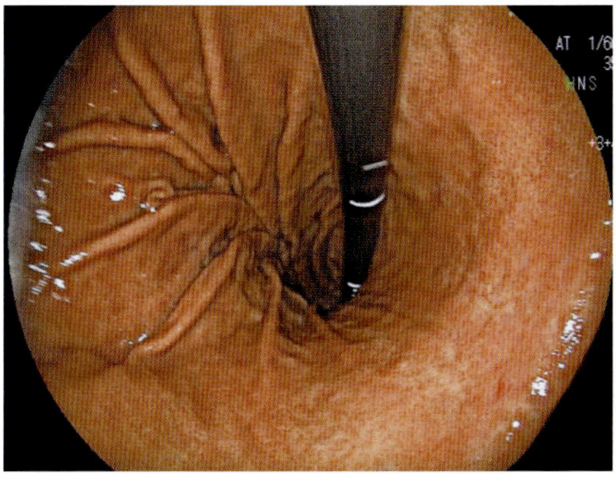
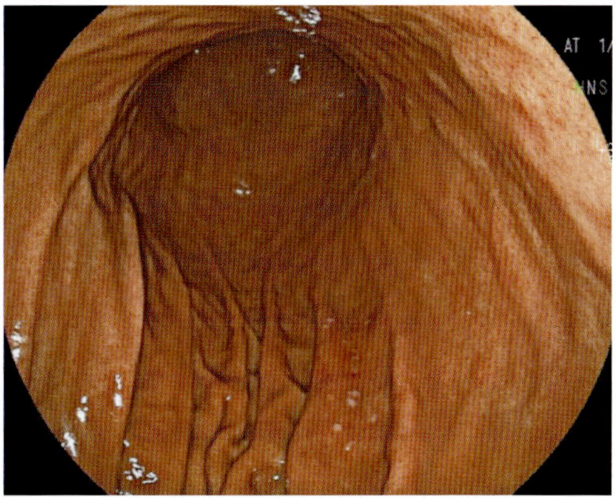

最終診断 Inactive-gastritis（C-2）　A_1 IM_0 H_0 N_0 DR_0 (1)

[解説] C-2程度の萎縮を認める．しかし，白濁粘液，浮腫，びまん性発赤，皺襞腫大，蛇行といった*H. pylori*感染の所見を認めない．体部小彎の萎縮境界は不鮮明になり，一部でRACサインを認める．したがって本症例の胃炎分類記載は，Inactive-gastritis（C-2）となる．*H. pylori*感染既往症例（3年前除菌後）である．

[胃癌リスクの内視鏡所見スコア] C-2の萎縮，腸上皮化生なし，皺襞腫大なし，鳥肌なし，びまん性発赤なしで，A_1 IM_0 H_0 N_0 DR_0 (1) と記載する．

第4章 胃炎内視鏡所見の記載方法

症例４

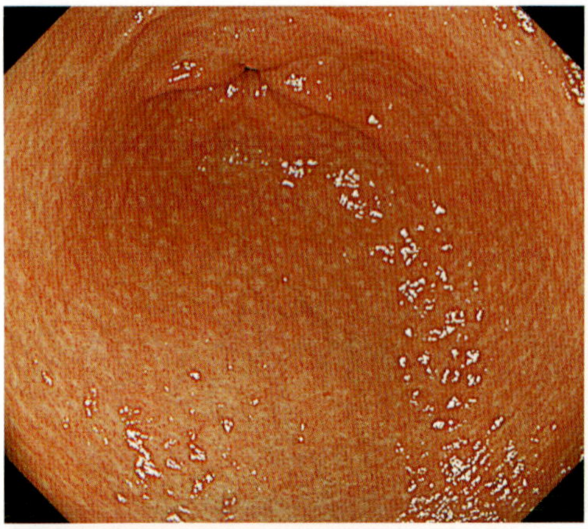

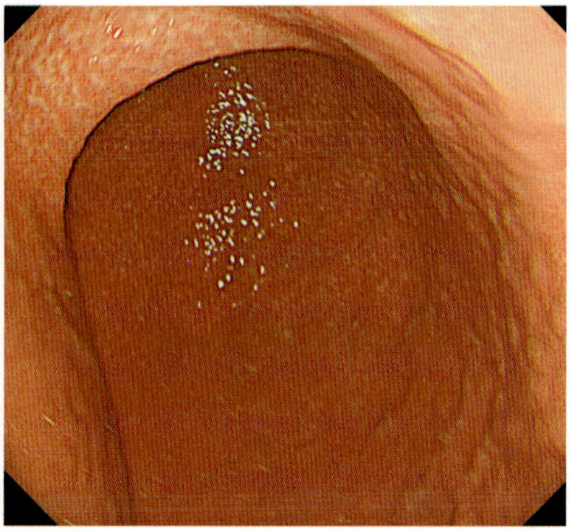

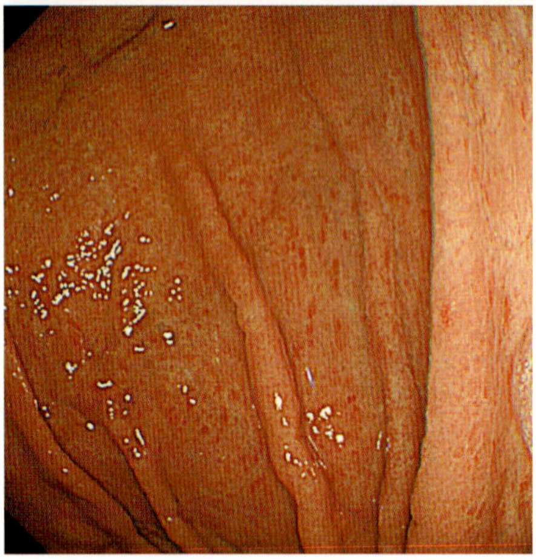

最終診断　Active gastritis(C-2)　A_1 IM_0 H_0 N_1 $DR_{2(4)}$

［解説］ 前庭部に鳥肌を認め，体部小彎にはC-2程度の萎縮，大彎にはびまん性発赤，点状発赤を認める．30歳代前半の症例であるが，*H. pylori* 感染症例であった．本症例の胃炎分類記載はActive gastritis（C-2）となる．

［胃癌リスクの内視鏡所見スコア］ C-2の萎縮，腸上皮化生なし，皺襞腫大なし，鳥肌あり，びまん性発赤ありで，A_1 IM_0 H_0 N_1 $DR_{2(4)}$ と記載する．

症例 5

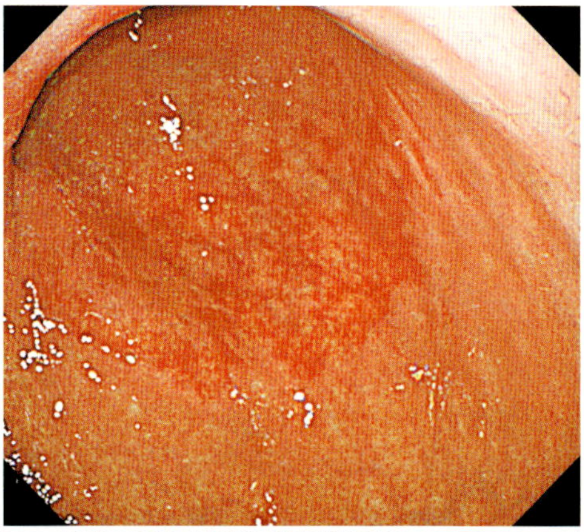

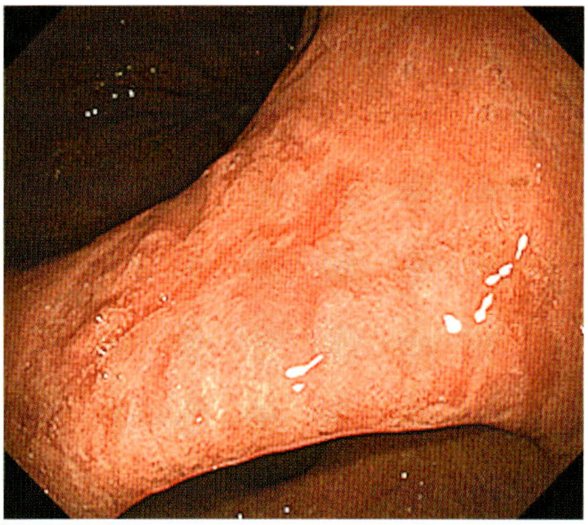

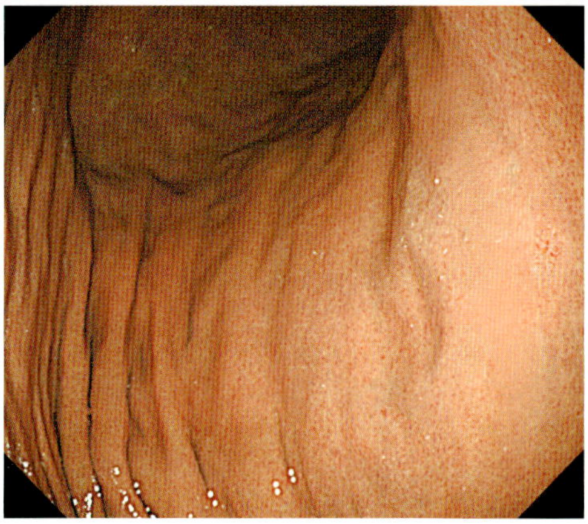

最終診断 Inactive-gastritis (C-2)
A_1 IM_1 H_0 N_0 DR_1 (3)

[解説] 体部にはびまん性発赤や粘膜腫脹を認めず，小彎にC-2程度の萎縮を認める．ただし，萎縮境界は不鮮明である．前庭部，体部小彎を中心に地図状発赤を認める．10年前に除菌治療を行った症例の経過観察である．したがって本症例の胃炎分類記載は，Inactive-gastritis(C-2)となる．
[胃癌リスクの内視鏡所見スコア] C-2の萎縮，腸上皮化生あり，皺襞腫大なし，鳥肌なし，びまん性発赤なしだがRACは完全に回復していないので，A_1 IM_1 H_0 N_0 DR_1 (3) と記載する．

症例を5例提示した．*H. pylori* の現感染に特徴的な所見は，びまん性発赤，粘膜腫脹，皺襞腫大，白濁粘液，感染既往では萎縮や黄色腫，腸上皮化生など感染と同様の所見を認めるが，地図状発赤や萎縮境界の不鮮明化を認め，現感染に特徴的な所見を認めない．未感染では感染，感染既往いずれの所見も認めずRACサインを胃角小彎前後まで認めるのが特徴である．このように *H. pylori* 感染状態によって胃炎所見を分類することにより，内視鏡所見で *H. pylori* 感染状態や胃癌リスクを診断することが可能である．

文　献

1) Dixon MF, Genta RM, Yardley JH, et al：Classification and grading of gastritis. The updated Sydney system. Am J Surg Pathol　1996；20：1161-1181
2) Kato T, Yagi N, Kamada T, et al：Diagnosis of *Helicobacter pylori* infection in gastric mucosa by endoscopic features：a multicenter prospective study. Dig Endosc　2013；25：508-518
3) Kato M, Terao S, Adachi K, et al：Changes in endoscopic findings of gastritis after cure of *H. pylori* infection：multicenter prospective trial. Dig Endosc　2013；25：264-273

第４章　胃炎内視鏡所見の記載方法

2. 内視鏡的背景胃粘膜チェックシート
—胃がん検診，胃健診での活用も期待して

井上　和彦　　鎌田　智有
村上　和成　　春間　　賢

胃癌や消化性潰瘍など上部消化管疾患の発生に *H. pylori* 感染の関与が大きいことは明らかであり，消化器診療のみならず胃がん検診や胃健診においてもその感染の有無をチェックすることは重要であろう．2013 年に *H. pylori* 診療の保険適用が拡大されたが，上部消化管内視鏡検査（内視鏡）による胃炎診断が前提とされており，その重要性はさらに増したと思われる．また，超高齢社会を迎え非ステロイド性抗炎症薬（NSAIDs）や低用量アスピリン（LDA）などの抗血小板薬を常用する人も増え，さらに，胃食道逆流症に対してプロトンポンプ阻害薬（PPI）を長期間継続して内服する人も増えており，胃粘膜に及ぼす薬剤の影響にも留意しなければならない．

消化器内視鏡専門医にとっては，内視鏡観察で *H. pylori* 未感染と感染持続を判別することはさほど難しくないであろう．また，除菌成功後の内視鏡像の把握も可能であろう．しかし，プライマリケアや胃がん検診，あるいは，人間ドックなどで内視鏡に従事する医師は必ずしも消化器内視鏡専門医のみではない．専門医以外の医師にも *H. pylori* 感染の有無を中心とする背景胃粘膜状態を把握するツールとして活用してもらいたく，背景胃粘膜チェックシート(次頁)を提案する．そのなかでは，基本として，萎縮の有無，また，その程度について木村・竹本分類[1]に準拠し３段階に分け記入するようにした．また，*H. pylori* 未感染者でみられる頻度の高い RAC（regular arrangement of collecting venules）[2]・胃底腺ポリープ・稜線状発赤・隆起型びらん，*H. pylori* 感染持続者にみられる頻度の高いびまん性発赤・陥凹型びらん・皺襞腫大[3]・鳥肌[4]・腸上皮化生の有無を確認することにより，*H. pylori* 感染診断の補助になるようにした．さらに，除菌成功後の胃粘膜として地図状発赤を，PPI の影響として多発性白色扁平隆起を内視鏡所見チェック項目とした．このチェックシートで左欄のチェックがほとんどならば，*H. pylori* 未感染で薬剤の影響もない正常胃粘膜の可能性が高いと考えられる．

これらの項目をチェックすることにより，消化器内視鏡専門医でなくとも容易に *H. pylori* 感染の有無を判断できるようになることを期待している．

内視鏡的背景胃粘膜チェックシート

内視鏡施行日：

氏名：　　　　　　　　　　ID：　　　　　　　　性　　　　　　　　年齢

内視鏡診断：

H. pylori 感染診断：未感染・現感染・除菌後・その他（　　　　）・不明

施行医：

内視鏡所見			
RAC	0. あり	1. なし	
胃底腺ポリープ	0. あり	1. なし	
稜線状発赤	0. あり	1. なし	
隆起型びらん	0. あり	1. なし	
萎縮（木村・竹本分類）	0. C-0・C-1	1. C-2・C-3	2. O-1 以上
腸上皮化生	0. なし	1. あり	
皺襞腫大	0. なし	1. あり	
鳥肌	0. なし	1. あり	
陥凹型びらん	0. なし	1. あり	
びまん性発赤	0. なし	1. あり	
地図状発赤	0. なし	1. あり	
多発性白色扁平隆起	0. なし	1. あり	

文　献

1) Kimura K and Takemoto T：An endoscopic recognition of the atrophic border and its significance in chronic gastritis. Endoscopy　1969；3：87-97

2) Yagi K, Nakamura A and Sekine A：Characteristic endoscopic and magnified endoscopic findings in the normal stomach without *Helicobacter pylori* infection. J Gastroenterol Hepatol　2002；17：39-45

3) Nishibayashi H, Kanayama S, Kiyohara T, et al：*Helicobacter pylori*-induced enlarged-fold gastritis is associated with increased mutagenicity of gastric juice, increased oxidative DNA damage, and an increased risk of gastric carcinoma. J Gastroenterol Hepatol　2003；18：1384-1391

4) Kamada T, Hata J, Tanaka A, et al：Nodular gastritis and gastric cancer. Dig Endosc　2006；18：79-83

第４章　胃炎内視鏡所見の記載方法

3. 病理診断と一致する慢性胃炎の内視鏡診断と分類

中島　滋美　　九嶋　亮治

1 慢性胃炎診断のポリシー

組織学的慢性胃炎の有無と分類は，胃癌の発生リスクと深く関係する．つまり，内視鏡医は病理組織診断と矛盾しない内視鏡診断を行うべきで，また，慢性胃炎があるというだけでなく，ないと診断することも重要である．病理組織診断は，現時点では updated Sydney system（USS）[1] に準拠すべきである．このような考えで，本稿では慢性胃炎の診断と分類法を提案する．

2 慢性胃炎の有無と活動性の診断

慢性胃炎の有無と活動性の診断は，*Helicobacter pylori*（*H. pylori*）の現感染，過去の感染（既感染），および未感染に対応し，以下の三つに分類する．

1) 慢性活動性胃炎（chronic active gastritis；CAG＝*H. pylori* の現感染疑い）（図1）

H. pylori 感染胃では通常，単核細胞浸潤とともに好中球浸潤がみられる．単

図1　慢性活動性胃炎

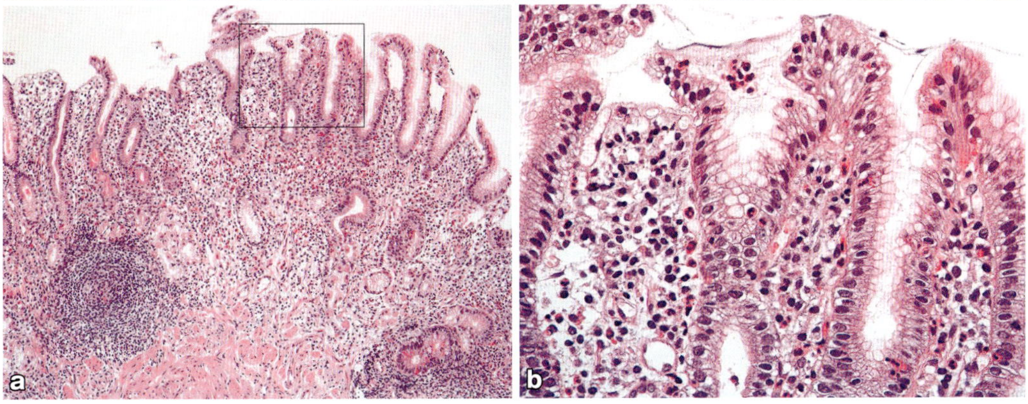

萎縮性の胃底腺粘膜でリンパ球・形質細胞浸潤と好中球浸潤がみられる（**b** は **a** の囲み領域の拡大像）．

図2 慢性非活動性胃炎

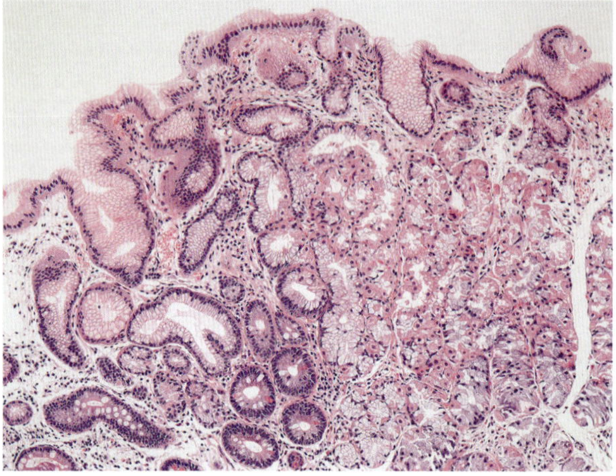

腸上皮化生のみられる胃底腺粘膜．軽微なリンパ球・形質細胞浸潤があるが，好中球浸潤はみられない．

核細胞浸潤は慢性胃炎，好中球浸潤は急性胃炎の所見であり，これらを総合して病理学的には慢性活動性胃炎（chronic active gastritis；CAG）と呼ぶ[1]．逆に，慢性活動性胃炎がみられたら，*H. pylori* 感染があると言ってほぼ間違いない．そこで，内視鏡的に *H. pylori* の現感染が疑われる場合，慢性活動性胃炎と診断する．

2）慢性非活動性胃炎（chronic inactive gastritis；CIG＝*H. pylori* 既感染疑い）（図2）

H. pylori 除菌後には，好中球浸潤が消失し，活動性はなくなる．単核細胞浸潤は軽減するが，すぐには正常化せず，炎症細胞浸潤が残存することが多い．すなわち，病理学的には除菌後の胃粘膜は，慢性非活動性胃炎（chronic inactive gastritis；CIG）である．

なお，炎症細胞浸潤がほとんどないにもかかわらず病理学的に腸上皮化生や萎縮・線維化がみられ，過去の炎症や粘膜傷害を示唆する場合がある．これもCIGに含めるべきと考える．なぜなら，過去の *H. pylori* 感染例でこのような所見を残して炎症が終息することがあるからである．

3）正常胃，または胃炎なし（non-gastritis）（図3）

H. pylori 未感染が疑われる胃，すなわち，炎症細胞浸潤がなく，CIGの所見がないものを病理学的正常胃とする．ただし，萎縮の病理診断は，組織を採取した部位により異なるので，内視鏡医は病理医に組織の採取部位を正確に伝える必要がある[2]．また，除菌後でもCIGの所見がまったくなければ病理学的には正常胃とするしかない．

過去の *H. pylori* 感染でも正常胃と同じような内視鏡所見を呈することがある．これは，病理学的にもおそらく正常胃に近いものであろうから，内視鏡的に

図3 正常胃，胃炎なし

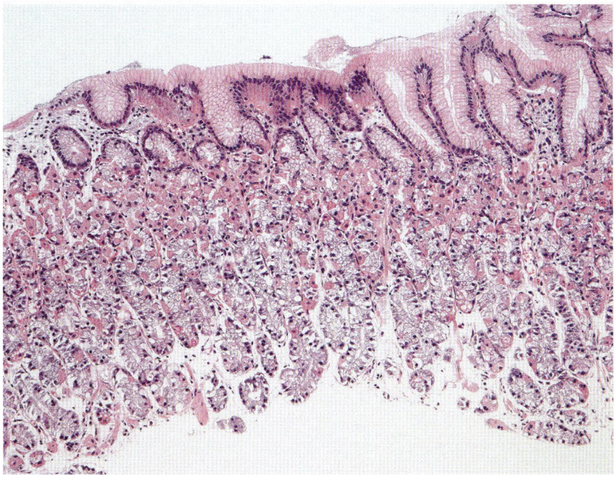

萎縮のない胃底腺粘膜で，炎症細胞浸潤はほとんどない．

も正常胃と診断して問題ないと考える．この場合，「正常胃」とは「*H. pylori* 未感染」を必ずしも意味するとは限らず，「*H. pylori* 未感染または未感染に相当する胃粘膜」ということになる．このような「未感染正常胃に相当する胃粘膜」を「正常胃，または胃炎なし」と定義する．

3 萎縮の診断

胃粘膜の萎縮は胃癌のリスクと深く関係する．したがって，背景胃粘膜の診断をする場合には，萎縮の有無や程度も併せて診断すべきである．萎縮診断は，木村・竹本分類[2)~5)] を使用する（p.11，図2）．将来はこの分類をもっと病理学的萎縮診断に一致させること，単純化すること，国際的に通用するものにすること，そして胃癌のリスク診断に利用することが必要であろう．

4 病理診断との整合性

担当病理医には，採取粘膜の性状（「胃底腺粘膜」，「幽門腺粘膜」，「胃底腺と幽門腺の混在」）に加えて，できるだけ USS[1)] の visual analogue scale［文献 1）の Fig. 3］にしたがって病理診断をしてもらうように依頼するが，萎縮の判定は再現性にも乏しいといわれている．内視鏡診断との整合性を担保するためには，少なくとも活動性（好中球浸潤）と腸上皮化生の有無は記載してもらう．

文 献

1) Dixon MF, Genta RM, Yardley JH, et al：Classification and grading of gastritis. The Updated Sydney System. Am J Surg Pathol　1996；20：1161-1181
2) 中島滋美，榊　信廣，服部隆則：組織学的胃炎の topography と内視鏡所見．Helicobacter Research　2009；13：74-81

3) Kimura K：Chronological transition of the fundic-pyloric border determined by stepwise biopsy of the lesser and greater curvatures of the stomach. Gastroenterology 1972；63：584-592
4) Kimura K and Takemoto T：An endoscopic recognition of the atrophic border and its significance in chronic gastritis. Endoscopy 1969；1(3)：87-97
5) 榊 信広，岡崎幸紀，竹本忠良：腺境界と内視鏡．竹本忠良，川井啓市 編：消化器内視鏡検査のトピックス．1978，pp.178-183，医学図書出版，東京

索　引

（**太字**の頁には所見画像があることを示す）

和　文

あ

い

え・お

か

き

け

こ

さ・し

せ・そ

た

ち

て

と

な

胃炎の京都分類

2014年　9月15日　第1版1刷発行
2018年　2月15日　第1版8刷発行

監　修　春間　賢
編　集　加藤　元嗣，井上　和彦，村上　和成，鎌田　智有
発行者　増永　和也
発行所　株式会社 日本メディカルセンター
東京都千代田区神田神保町1-64（神保町協和ビル）
〒101-0051　TEL 03（3291）3901（代）
印刷所　株式会社アイワード

ISBN 978-4-88875-271-8